AF493999

QUATRE ANS

À

GRÆFENBERG

MANUEL

HYGIÉNIQUE-HYDROPATHIQUE

D'APRÈS DES NOTES MANUSCRITES REMISES PAR M. PRIESSNITZ

SUIVI D'UNE

RÉFUTATION DU TRAITÉ SUR L'HYDROTHÉRAPIE

DU DOCTEUR FLEURY

ET

D'OBSERVATIONS SUR LE MAGNÉTISME

PAR M. RUL

Je laisse après moi trois grands docteurs : l'eau, l'exercice, la diète.
(DU MOULIN.)

Sleep no more.
(*Macbeth.*)

PARIS

CHEZ DENTU, LIBRAIRE-ÉDITEUR

13, GALERIE VITRÉE, PALAIS-ROYAL

—

1857

QUATRE ANS

A GRÆFENBERG

Tout est simple, tout est uniforme dans la nature; elle produit toujours les plus grands effets avec le moins de dépense possible. Elle ajoute unité à unité; il n'y a qu'une vie, qu'une santé, QU'UNE MALADIE, PAR CONSÉQUENT QU'UN REMÈDE.

(MESMER.)

L'esprit de l'homme est naturellement porté au merveilleux; plus son ignorance est grande, et plus, surtout dans l'état de maladie, il a besoin de croire à l'efficacité de moyens thérapeutiques dont l'action sur l'économie lui est inexplicable, tandis qu'il néglige ceux qui, par leur simplicité, parlent moins à son espoir et à ses superstitions.

(GEORGII.)

Médecins du siècle des lumières! pourquoi rougiriez-vous de revenir au point de départ de votre science, si l'expérience venait vous apprendre que vous vous êtes égarés dans les mille sentiers du chemin?

(PAUL AUGUEZ.)

Paris. — Imprimerie DONDEY-DUPRÉ, rue Saint-Louis, 46.

QUATRE ANS

A

GRÆFENBERG

MANUEL

HYGIÉNIQUE-HYDROPATHIQUE

D'APRÈS DES NOTES MANUSCRITES REMISES PAR M. PRIESSNITZ

SUIVI D'UNE

RÉFUTATION DU TRAITÉ SUR L'HYDROTHÉRAPIE

DU DOCTEUR FLEURY

ET

D'OBSERVATIONS SUR LE MAGNÉTISME

PAR M. RUL

PARIS

CHEZ DENTU, LIBRAIRE-ÉDITEUR

13, GALERIE VITRÉE, PALAIS-ROYAL

—

1857

PRÉFACE

En gravissant la montagne de Græfenberg pour arriver à l'établissement des bains, on remarque à gauche, sur le plateau, une maison en pierres d'une jolie apparence; c'est là où naquit Priessnitz. Après être sorti de l'école, Priessnitz, à l'instar de tous les fils des propriétaires du pays, aida son père dans ses travaux agricoles. A dix-huit ans, il est renversé d'un coup de pied de cheval, un chariot chargé de foin lui passe sur le corps et lui brise deux côtes. Les médecins de la ville de Freywaldau accourent, mais ils sont incapables de remédier à ce grave accident, et se retirent en déclarant que le blessé va mourir. Priessnitz se relève, s'appuie contre une chaise, concentre toutes ses forces, et par une forte inspiration soulève les deux côtes brisées.

La science des médecins, des *hommes de l'art,* a été prise en flagrant délit d'impuissance; il n'aura recours qu'à son instinct, et il s'applique sur le côté des bandages trempés dans ces sources limpides qui murmurent autour de lui. — Le succès vient bientôt couronner ses efforts persévérants, Priessnitz est guéri et reprend ses occupations journalières. — Le bruit de cette guérison se répandit dans la contrée, et de toutes parts les malades, les blessés vinrent consulter le jeune *docteur d'eau*, nom sous lequel il fut dès lors désigné. Il se borna à laver ses malades avec une éponge mouillée, leur recommanda de boire de l'eau de source, de vivre à l'air, de faire de l'exercice, d'éviter le lit, l'oisiveté, les médecines; en un mot, *de faire tout le contraire de ce que les médecins prescrivent ordinairement.* Ce traitement si simple produisit des résultats merveilleux. — Telle fut l'origine de l'hydropathie.

Les médecins ne tardèrent pas à s'apercevoir que la foule les abandonnait, et ils se réunirent pour persécuter celui qui les offensait dans leur amour-propre, dans leur fortune. Priessnitz, harcelé par les gendarmes, fut obligé de se cacher pour faire le bien, et n'alla plus que de nuit, dans les montagnes, visiter les malades des environs.

Un meunier, souffrant depuis de longues années de cruelles douleurs rhumatismales, s'était adressé en vain à tous les médecins du pays. — Il vit Priessnitz, suivit ses conseils, et guérit entièrement. — La colère des médecins ne connut plus de bornes. Ils accusèrent publiquement Priessnitz de sorcellerie. — Priessnitz fut arrêté et conduit devant les juges. — On interroge le meunier et on le somme de déclarer à qui il doit sa guérison, aux médecins ou à Priessnitz? « *A eux et à lui,* répond-il. *Les médecins m'ont débarrassé de mon argent, Priessnitz m'a débarrassé de mes souffrances.* » — Les médecins demandent à examiner l'éponge avec laquelle Priessnitz a lavé le meunier. — Ils la coupent, la dissèquent, examinent à la loupe chaque morceau du zoophyte, et à leur grand étonnement ne peuvent découvrir la trace de l'arcane. — Priessnitz renonce dès ce moment à l'usage de *l'éponge devenue suspecte,* et ne veut plus se servir que de la main. « *La vie sur la vie.* »

Les persécutions des médecins ne cessèrent pas, et Dieu sait ce qu'il serait advenu de Priessnitz et de son admirable méthode, si un chambellan de l'empereur d'Autriche, condamné par la Faculté de médecine de Vienne, n'était venu demander à Priessnitz la guérison de ses maux. — Cet homme honorable, de retour à Vienne, obtint de l'empereur, pour celui qui l'avait guéri, l'autorisation de traiter par l'eau tous les malades qui s'adresseraient à lui.

L'eau froide a guéri Priessnitz, elle va lui servir à assurer son bonheur, comme elle fera plus tard sa fortune et sa réputation dans le monde entier. Priessnitz, épris d'une jeune fille, demande sa main et est refusé par le père, qui désire un gendre plus riche. — Le père de cette jeune fille tombe malade, est soigné par les médecins de la ville, et va mourir. Priessnitz se présente, offre de guérir le moribond, demandant pour toute récompense la main de celle qu'il aime. — Besoin n'est pas de dire avec quel empressement il est accueilli ! Quelques semaines s'écoulent, le malade guérit, Priessnitz est marié. — Madame Priessnitz a été le bon ange de Priessnitz, et l'a bientôt suivi dans la tombe. — Elle fut la digne compagne de cet homme de bien ; c'est le seul éloge que je veuille faire de madame Priessnitz, qu'entoura le respect de tous ceux qui eurent le bonheur de la connaître.

Malgré sa confiance dans le génie de son mari, elle craignit les effets de l'eau sur la constitution si fragile d'un jeune enfant, et désira que leur premier-né reçût les soins d'un médecin. — *L'enfant mourut*, et madame Priessnitz, mieux éclairée, laissa dorénavant son mari traiter par l'hydropathie les sept autres enfants issus de leur mariage. Tous vivent, jouissent d'une excellente santé, *n'ont pas été vaccinés*, n'ont jamais touché à une médecine, n'ont jamais été ni saignés, ni mordus par une sangsue, et ne connaissent de la médecine allopathique, que de nom et de vue, les dangers et les ravages.

Deux de ses filles sont mariées, et l'aînée, madame Uhazy, a une expérience consommée en hydropathie. — Mon but n'est pas de retracer ici les guérisons extraordinaires, les cures merveilleuses qu'enfanta le génie de Priessnitz. Il faudrait des volumes pour les dire toutes, et je ne m'en sens pas le courage. Je veux seulement en relater trois, dont l'étrangeté surprendra le lecteur habitué aux us et coutumes de la médecine allopathique.

Le prince L..., un des plus riches propriétaires d'Autriche, avait onze filles et craignait de voir s'éteindre un riche majorat, faute d'héritier mâle. Enfin, un fils lui naquit, et les soins les plus attentifs furent prodigués à cet enfant, objet de tant d'espérances. — Il fut entouré de médecins chargés de veiller sur sa santé. — Aussi arriva-t-il, ce qu'il eût été facile de prévoir, que cet enfant si choyé, si dorloté, si médicamenté, tomba malade. — Après avoir épuisé la science des médecins les plus célèbres, en désespoir de cause, le prince conduisit son fils à Græfenberg. — Une constipation opiniâtre, rebelle à tous les remèdes, ne justifiait que trop les craintes de la famille. Priessnitz reçoit l'enfant, l'examine et promet une prompte guérison. — L'enfant est baigné, débarrassé de tous ses vêtements de laine, et nu-pieds, tête nue, sans cravate, va se promener dans la forêt avec Priessnitz. Il boit aux sources et revient déjeuner (l'enfant du prince millionnaire!) avec du pain bis et du lait caillé.

Le succès fut immédiat et la constipation cessa à l'instant même. Quelques mois après, le prince s'en retournait à Vienne avec son fils guéri, guéris tous les deux de leur foi en la médecine des allopathes!

Dans l'année qui suivit son mariage, madame Uhazy revint passer quelque temps à Græfenberg. Nous résolûmes de fêter son retour et préparâmes un grand bal. — Le matin du bal, nous apprenons que madame Uhazy, enceinte de quatre mois, vient d'être prise *d'une congestion pulmonaire*. — Mais

Priessnitz est là, et après trois heures d'une cure énergique, la jeune malade est en pleine santé. Le soir nous avions tous le bonheur de la voir au bal, et les étrangers qui la virent danser toute la nuit avec cet entrain et cet air de santé, se demandèrent s'il était possible que cette jeune dame eût été aussi malade quelques heures auparavant ! !

Priessnitz vit un jour apporter à Græfenberg un malade qui ne donnait plus aucun signe de vie. — Il fit appeler les médecins de Freywaldau et demanda leur avis. — Après avoir tâté le pouls du malade, l'un déclare qu'il n'a plus que quelques minutes à vivre, l'autre n'hésite pas à dire que le *sujet est mort*. Priessnitz les prie d'examiner de nouveau. — Les médecins touchent le malade, prêtent l'oreille, promènent une lumière devant ses yeux fermés, et persistent dans leur dire. — « Il est mort ou il va mourir. » Priessnitz les remercie de leur docte examen et les prie de revenir dans huit jours dîner avec le *mourant ou le mort*. — Sourires d'incrédulité de la part des médecins, nouvelle invitation de la part de Priessnitz, et promesse des docteurs de reparaître à huitaine. — Huit jours se passent, et nos deux docteurs reviennent à Græfenberg, avec l'espoir, peut-être, de trouver Priessnitz *en faute*. — Mais Priessnitz a tenu, lui aussi, sa promesse, et fait dîner les deux médecins en compagnie du prétendu mort, dont l'appétit, aiguisé par l'air des montagnes et par l'eau des sources de Græfenberg, vient bientôt les convaincre que sous l'égide de Priessnitz, tant qu'il *y a une goutte d'huile dans la lampe, quelque dérangée qu'elle puisse être*, la lampe ne s'éteint pas ! !

Ceci me rappelle ce qu'un Russe, guéri par Priessnitz d'une maladie réputée *incurable*, me disait à Coblentz, au moment de mon départ pour Græfenberg :

« Si la voiture ne va pas assez vite, poussez-la de vos deux mains, et lors MÊME QUE VOUS ARRIVERIEZ A GRÆFENBERG, MOURANT, POURVU QUE VOUS NE SOYEZ PAS DÉJA MORT, PRIESSNITZ VOUS SAUVERA!!! »

A M. VINCENT PRIESSNITZ

En vous séparant sitôt de votre noble père et de votre tendre mère, le Tout-Puissant leur a enlevé la consolation de vous guider dans cette voie que votre nom, que vos instincts précoces vous font un devoir de suivre. Oh! soyez fier de ce nom, le plus beau, le plus noble qui ait jamais été inscrit dans le livre d'or de l'humanité.

N'oubliez pas que les rudes épreuves de la vie sont l'école où se forment les grands caractères, et puissent ces quelques lignes, inspirées par un profond sentiment de reconnaissance pour votre excellent père, vous servir, s'il en était jamais besoin, d'encouragement à accomplir la grande et difficile mission qui vous est imposée !

AVANT-PROPOS.

Avant de raconter mes souffrances, mes angoisses; avant de dire quels traitements stupides et barbares l'ignorance des médecins m'infligea en France, en Belgique, en Autriche, en Prusse, en Suisse, qu'il me soit permis de faire connaître l'opinion de plusieurs médecins célèbres dont personne, à coup sûr, ne déclinera la compétence.

1° « L'hydropathie est la lutte de la lumière contre les ténèbres, du progrès des sciences contre l'ignorance et la barbarie rétrogrades. »

2° « Les ressources favorites, les armes tant vantées de l'arsenal médical ne sont que des poisons élaborés. »

3° « L'obscurité et l'incertitude ont dans tous les temps affreusement décimé l'espèce humaine. »

4° Selon Boerhaave, il eût été préférable que le quinquina n'eût jamais été connu : « Il a tué plus de monde que toutes les armées de Louis XIV; mais que dira-t-on, dans ce cas, du mercure? Est-ce que les armées de Napoléon ont jamais immolé plus de victimes? »

5° « C'est une question à savoir, si le remède n'est pas pire que le mal, si la médecine n'a pas été plus nuisible que bienfaisante à l'espèce humaine. »

6° « On a supposé que si l'on pouvait calculer le nombre des personnes maltraitées par la médecine, et celui des personnes à qui elle aurait profité, le nombre des premières l'emporterait. »

7° « L'estomac de l'homme a été disposé par l'Auteur de toutes choses, pour la nutrition et la boisson, et non pas pour *broyer* des *minéraux*. »

8° Selon Liebig, « les substances métalliques en général se combinent avec l'albumine du sang, restent ainsi combinées dans les différents organes, et y occasionnent une sorte de *tannage* de leurs tissus. L'élimination de la substance étrangère n'a lieu qu'en même temps que celle du tissu mortifié. »

9° Selon Truemann, « aucune maladie ne peut être guérie par le moyen de drogues sans injure pour la santé. »

10° Rœdcliffe dit : « Au début de ma profession, je pensais connaître cent remèdes pour chaque maladie ; aujourd'hui, hélas ! à la fin de ma carrière, je laisse cent maladies sans un seul remède ! ! »

11° Baillie, que l'on pourrait appeler le prince des médecins, au moment de rendre le dernier soupir, disait qu'il n'avait pas la moindre confiance dans la médecine, pas plus que dans le principe qui devrait présider à l'administration des remèdes.

12° On a défini la médecine « l'art d'amuser le malade pendant que la nature guérit la maladie (1). »

13° Boerhaave dit : « Il eût été infiniment préférable qu'il n'y eût jamais eu de médecins dans le monde !... »

(1) J'extrais d'un ouvrage allemand ces quelques lignes :

« La *Revalenta Arabica* est, d'après le docteur Bock, un mélange de farine et d'arrowoot.

» Les chaînes électriques de Goldberger n'ont aucune trace d'électricité.

» Le secret de Hosch, contre l'épilepsie, consiste dans un mélange d'huile d'olive et de sucre ; il se vend 6 thalers (22 fr. 50 c.) !

» Le remède de Lobethal, qui n'est autre chose qu'une dissolution de sel de cuisine, vaut 25 centimes et se débite 3 florins (7 fr. 50 c.).

» Toutes ces teintures, mixtures, poudres, pilules ; tous ces remèdes pour la toilette, les yeux, la peau, les cheveux, tout cela est mensonge et charlatanisme ! »

Mundus vult decipi !

14° Rush s'exprime ainsi : « LES MÉDECINS ONT NON-SEULEMENT MULTIPLIÉ LES MALADIES, ILS LES ONT ENCORE RENDUES PLUS FATALES (1) ! »

Ces citations, qu'il m'eût été facile de multiplier, suffisent pour démontrer que, même dans le *docto corpore*, l'enthousiasme ne domine pas toujours pour la science médicale. Du reste, tout le monde connaît la bienveillance et la politesse avec lesquelles MM. les médecins ont l'habitude de se traiter en pleine Académie.

(1) Je ne puis résister au plaisir de rapporter l'opinion d'un savant distingué de l'Allemagne, le chevalier de Reichenbach, ainsi que celle de son érudit commentateur, M. Cahagnet :

« Chaque médecin, n'importe l'école à laquelle il appartient, s'imagine que lui et son art ont guéri le malade lorsqu'il revient à la santé. Nous autres, nous savons bien que *parmi vingt personnes rétablies, dix-neuf l'ont été d'elles-mêmes, et sont revenues sur leurs jambes malgré le médecin.* »

(DE REICHENBACH.)

« Nous avons conté nos souffrances à d'excellents médecins, tous nous ont traité selon leurs moyens, et, en désespoir de réussite, ils nous ont dit très-bravement : — Mon cher, *vous êtes hypocondriaque.* — Qu'est-ce qu'un *hypocondriaque* ? leur avons-nous demandé. Ils nous ont répondu : — C'est un homme qui a les hypocondres malades... — Qu'est-ce que les hypocondres ? avons-nous continué... — Nous ne savons, ont-ils ajouté : c'est un nom donné à une cause de troubles inexplicables, nom qui signifie des organes qui n'existent pas (suivant le savant docteur Sandras, *Traité des maladies nerveuses*). — Alors, avons-nous conclu, nous sommes selon nous ce que nous ne sommes pas selon la science officielle. »

(CAHAGNET.)

MA MALADIE

Au mois de mai **1842**, je fus subitement saisi d'une violente douleur au cœur, je pouvais à peine respirer. Le premier médecin que je fis appeler (j'étais à Bruxelles) me demanda si mes pieds étaient enflés. « Craignez-vous, lui dis-je, une attaque de goutte ? — Je le crains. — Oh ! c'est plutôt un accès d'asthme, » répondis-je. Il me prescrivit une médecine et se retira. Vingt-quatre heures se passèrent dans les tortures les plus affreuses. Le lendemain, on m'amena un célèbre docteur (1) à qui je criai, dès que je l'aperçus : « Docteur, je suis asthmatique. — Oh ! je vous plains, c'est une douloureuse infirmité ! » Ce praticien, qui faisait un heureux mélange de l'allopathie et de l'homéopathie jointes à l'hydropathie, me soumit au régime des infiniment petits. Huit jours de ce traitement devaient faire disparaître mon accès. Il n'en fut pas ainsi. Je lui parlai des bains russes dont j'avais fait, à Paris, un long usage. Il me demanda si je voulais essayer de l'hydropathie : « De tout ce que vous voudrez, lui dis-je, car je souffre comme un maudit. » Voici quelle fut ma première cure hydropathique : matin et soir, je me faisais empaqueter dans une dizaine de couvertures de laine, et quand la transpiration était devenue abondante, je m'asseyais pendant

(1) Le docteur Varlet.

cinq minutes dans une baignoire d'eau froide, grelottant, tremblant de tous mes membres, l'œil fixé sur l'aiguille de la montre, dont j'accusais la lenteur. Dois-je dire qu'au sortir de ce bain je me sentais plus souffrant, que mes angoisses étaient plus vives, que les spasmes du cœur étaient plus violents? Le vertige me prenait, et je me mettais à courir dans la campagne pour échapper aux Euménides vengeresses... A midi, je prenais la douche. Ainsi se passa le premier mois. Le hasard me conduisit un jour vers un établissement hydropathique situé aux environs (1), et le médecin que je consultai crut reconnaître les symptômes d'un rhumatisme à la poitrine. Une cure de quelques mois devait me guérir entièrement. Durant six mois je me mis sous la direction de cet Esculape brabançon, et pendant ces six mois je fis la cure la plus infernale qui se puisse imaginer. Chaque jour, matin et soir, je me roulais dans un linceul de couvertures de laine, dont les plis me recouvraient vingt-deux fois, et sur cette élévation, mon garçon de bain (digne élève de son maître) étendait un immense matelas. Six, sept, et quelquefois huit heures, je restais dans ce *carcere duro* où, plus d'une fois, je faillis étouffer; et ce n'était qu'après que la sueur s'était frayé un passage à travers ces couvertures, à travers les matelas, et avait coulé en ruisseau limpide jusque sur l'escalier, que je me levais pour me plonger dans une cuve d'eau froide, qui, je me le rappelle, ne brillait pas par la propreté et le confort. Les accès de mon mal devenaient plus violents de jour en jour. Vingt fois mon docteur polypathe (2) me tapissa la poitrine de ventouses; souvent je me soumis aux tortures de la machine pneumatique, et en moins d'une heure je voyais mon bras prendre des proportions gigantesques.

Un jour ce même docteur me dit que mon *cœur avait franchi ses limites*. Vite la machine pneumatique, et après une

(1) Faubourg d'Ixelles.
(2) Le docteur Varlet.

demi-heure d'une violente torture, le docteur m'assura que mon *cœur était revenu à sa place.* « Pourvu qu'il y reste ! » m'écriai-je. Hélas ! ce n'étaient pas les seules tribulations auxquelles l'imagination fertile (1) de mon docteur devait me soumettre. Un jour que j'étais dans le paroxysme de mes souffrances, il me proposa de me brûler les reins. « Brûlez, docteur ; mais, au nom de Dieu, soulagez-moi ! » Il me posa deux moxas, et lorsqu'après quinze minutes de douleurs atroces la peau fut carbonisée, il m'envoya rafraîchir mes membres endoloris, sous la douche criarde. Il se promettait merveilles de ce nouvel essai, le bon docteur, et il ne réussit qu'à irriter davantage mes nerfs, qu'à augmenter mes souffrances. Après sept mois de cette *prétendue cure hydropathique*, qui n'apporta aucun soulagement à mes souffrances, je tombai dans un état de prostration morale qui aurait défié le spleen du plus anglais des trois royaumes. « Patience, me répétait mon docteur d'Ixelles, bientôt vous aurez des crises. » Je m'étais un jour écorché la peau en la frictionnant trop vivement : « Bravo ! s'écria le docteur, c'est une crise. » Hélas ! ce n'était qu'une écorchure, et mon spleen de continuer de plus belle. « Il faut vous distraire, me dit-il. — Comment? lui demandai-je ; tout m'ennuie, tout me fatigue. — Allez au théâtre. — Mais je m'y ennuie. — C'est égal ; allez-y. » Et par ordonnance de médecin, j'allai passer mes soirées au spectacle. Quelles soirées !... Les idées les plus fantastiques me passaient par la tête ; une surtout m'agitait excessivement : dans des accès d'aberration, je me sentais incité à me précipiter de ma place dans le parterre, que je prenais pour une immense cuve. Enfin, il vint un moment d'indicible angoisse où je me convainquis avec terreur qu'il me restait tout juste assez de raison pour pressentir que bientôt je l'aurais totalement perdue. Je me hâtai d'écrire à un docteur prussien (2)

(1) Je n'accuse pas le docteur Varlet, homme bienveillant et des plus aimables, j'accuse les erreurs d'une science fausse et mensongère !

(2) Le docteur Pietri, de Coblentz.

d'une grande célébrité, et il me répondit : « De grâce, cessez votre cure, *on vous assassine;* comme vous n'avez pas eu de crise, faites-vous appliquer un vésicatoire sur la poitrine, et gardez-le quinze jours. » Quelque temps après, je fus saisi d'une violente douleur au côté gauche, avec courbature générale.

Le docteur Varlet accourut et me salua de cette agréable nouvelle : « Vous êtes atteint d'*une pleuro-pneumonie avec hémoptysie.* » Huit jours je vécus d'eau et de globules homéopathiques. Je crachais le sang, en proie à d'horribles souffrances; la vie se retirait par degrés. Mes amis appelèrent un chirurgien en renom (1). Après m'avoir examiné, il leur dit : *C'est trop tard, dans deux heures, il aura cessé de vivre.* On rappela en toute hâte le docteur Varlet, qui me saigna aux deux bras; une légère perspiration se manifesta; le lendemain j'étais hors de danger; la convalescence fut longue, douloureuse, pénible. Un flux de bas-ventre, accompagné de violentes convulsions dont je fus saisi, effraya tellement ma garde-malade, qu'elle s'enfuit épouvantée!

J'en revins cependant, pour subir de nouvelles souffrances. Ce chirurgien qui déjà une fois m'avait si libéralement congédié de ce monde me dit un jour : « Vous n'avez *pas d'asthme,* votre mal est causé par *un gonflement des amygdales.* » Le lendemain il m'abscindait ces amygdales qu'il avait calomniées, car le mal resta le même; il n'y avait eu qu'une secousse de plus pour mes pauvres nerfs! Je quittai la Belgique. Je revins à Paris, faible, énervé, souffrant continuellement de spasmes au cœur, de contractions douloureuses à la gorge, abattu, mélancolique, sujet à des accès d'hallucination. Je me trouvais un jour aux Bains Russes, en compagnie d'un docteur parisien (2); il aperçut avec étonnement une proéminence sur le côté gauche de ma poitrine. Il appliqua l'oreille sur mon cœur,

(1) Le docteur Philips.
(2) Le docteur Roger.

et me déclara qu'il entendait des *bruits anormaux*. Était-ce un nouveau voyage que mon cœur se proposait de faire? Le docteur, pour calmer mes craintes, ajouta que le mal, pris au début, était curable, que le succès lui paraissait probable, mais qu'il exigeait de moi une obéissance passive pendant plusieurs mois. Je demandai vingt-quatre heures de réflexion, et le lendemain, en me soumettant à un nouvel examen, je fus heureux d'apprendre que les symptômes de la veille avaient disparu.

Cependant j'allai consulter un des premiers docteurs de la capitale, lui raconter mes infortunes médicales de Bruxelles, et quel ne fut pas mon étonnement de l'entendre me dire (1) qu'il n'était pas *possible* que j'eusse eu quelques mois auparavant une pleurésie!! que ma poitrine n'accusait aucune trace d'une pareille maladie! « Mais quel est donc mon mal? — Vous avez un *rhumatisme vague à la poitrine*. Allez de suite aux eaux de Vichy, c'est le seul moyen de vous guérir, allez-y; il y a urgence. » Le hasard me fit rencontrer le médecin de ma famille, un très-honnête homme, le docteur Barras. Il se hâta de me dire : « *Gardez-vous d'aller aux eaux de Vichy; elles vous sont contraires*. — Mais que faire? — Rien. — Mais je souffre horriblement. — C'est nerveux, cela passera, cela passera. » Comme mes souffrances persistaient, je consultai un médecin (2) d'une grande célébrité, une spécialité. Il m'ausculta attentivement, trouva que le rhumatisme vague dont son confrère m'avait gratifié, était un pronostic un *peu vague*. « Vous êtes *atteint d'hypocondrie au dernier degré*, me dit-il; prenez votre bâton de voyage, allez faire deux cents lieues à pied, et vous serez guéri. » Nous entrions dans l'hiver, et je remis ce voyage à pied au printemps.

Sur ces entrefaites, je partis pour l'Allemagne dans un état

(1) Le docteur Chomel, quai Voltaire.
(2) Le docteur Gendrin, rue de Grammont.

déplorable, souffrant des tortures que mon énergie seule m'aidait à supporter. Nul repos, nulle trêve ! L'approche de la nuit m'effrayait à la pensée des souffrances qu'elle m'apportait, et lorsqu'après de longues heures de lutte, épuisé, je m'endormais d'un sommeil pénible, le réveil ne m'apportait à son tour que la certitude d'une journée de plus d'angoisses, de tortures !... Un jour, dans un accès de mon mal, je fis appeler un docteur dont on vantait la science et la sagesse (c'était à Vienne) : « Vous êtes menacé d'une *inflammation de poumons avec danger imminent de paralysie, et vous êtes presque atteint d'hydropisie générale.* » Tel fut le début du docteur viennois qui pendant six mois me traita. Je prenais chaque jour, matin et soir, une poudre anti-tuberculeuse, j'avalais avant déjeuner un flacon de médecine, j'appliquais sur ma poitrine un emplâtre que je renouvelais toutes les vingt-quatre heures, et en me couchant, je me coiffais d'une immense éponge imbibée d'eau fraîche. Tel était, me disait en souriant le docteur viennois, l'heureux mariage de l'allopathie et de l'hydropathie. Je ne veux pas oublier le morceau de lard bouilli qu'il me faisait ingurgiter chaque matin à mon déjeuner, ni la gomme élastique qu'il me prescrivit de prendre. Ce nouvel agent, si cher aux collégiens, devait rendre l'*élasticité* à mon poumon gauche paralysé. Comme la découverte de ce nouvel agent médical n'est peut-être pas généralement connue, je vais la publier comme le docteur viennois me la raconta : « Un enfant de Vienne, malade de la poitrine, fut, sur le conseil du médecin de la famille, amené à la campagne. Le mal faisait des progrès ; l'enfant s'éteignait. Un jour, oh ! surprise, le médecin trouve l'enfant beaucoup mieux. Que s'est-il passé ? Il le questionne ; il apprend que le pauvre enfant (soumis à une diète rigoureuse, mourant de faim) avait dévoré une partie de la balle élastique avec laquelle il jouait. Ce fut un trait de lumière pour le docteur. Il invita l'enfant à continuer à manger sa balle, lui en promettant autant qu'il en voudrait. L'enfant guérit, et la science s'enrichit d'une nouvelle découverte. » On l'a souvent dit : les petites causes produisent de grands effets!!!! Dirai-je tout ce que je souffris pendant cette cure *inqualifiable?* Que de fois, dans mes promenades, ne me suis-je pas hâté d'arracher cet emplâtre qui me dévorait le cœur, comme le vautour de Prométhée (1)! Les idées de suicide se représentaient avec persévérance à mon esprit affaibli par tant de souffrances, et souvent je traversais en courant les ponts de Vienne pour échapper au vertige!... J'étais tenté de me précipiter dans les fossés; l'abîme béant m'attirait à lui, me promettant la fin de tant de maux!! . . . .

Je quittai Vienne et me rendis à Berlin. J'avais conservé l'habitude de me laver chaque matin tout le corps à l'eau froide. Un jour, à la suite de mon ablution, je fus saisi d'un tremblement nerveux; une grosseur anormale se déclara à l'aine gauche. Un médecin que je fis appeler, après m'avoir examiné, reconnut l'effet d'un refroidissement. Quelques jours après, je ne pouvais plus marcher. Un chirurgien que l'on m'amena saisit cette petite tumeur d'une main de fer, déclara le mal *sui generis*, et m'appliqua (le bourreau) vingt sangsues. Le lendemain, la grosseur était double. Seconde application de sangsues. La grosseur augmenta encore, il fallut employer les moyens héroïques. Pendant un mois je me frictionnai avec une préparation *mercurielle*. Le mal ne diminuait pas, et bientôt à mes souffrances chroniques vinrent s'ajouter les maux d'yeux, de dents, d'oreilles. Enfin, un matin, n'y tenant plus, pouvant à peine marcher, les jambes engourdies par la crampe, je me jetai dans une voiture et je me fis conduire chez le chef de la clinique militaire de Berlin. Il ne m'eut pas plutôt examiné, qu'indigné, il m'arracha cet emplâtre empoisonné, me prescrivit un bain chaud de deux heures, et me recommanda de prendre au sortir du bain un vomitif, afin de me pu-

(1) Le lecteur me permettra cette transposition.

rifier de toutes les impuretés que ce charlatan éhonté m'avait fait absorber! Je consultai mon nouveau docteur sur la cause de ma maladie, et son opinion fut que j'avais des glandes engorgées dans la poitrine. Il me fit avaler force pilules, un grand nombre de médecines noires comme le diable, et m'appliqua souvent des ventouses. Mais, vains efforts! le mal persévérait dans toute sa gravité et défiait la science de nos modernes Esculapes. Je me souviens que deux à trois fois, étant au lit, brisé par la douleur, je fus obligé d'employer tout ce qui me restait d'énergie pour lutter contre une force brutale qui me poussait à me précipiter par la fenêtre!!!

Je quittai Berlin sans avoir la consolation de voir les prévisions du docteur prussien se réaliser : mes glandes refusèrent de se dissoudre. Un soir, en sortant de Hanovre, je me sentis affreusement souffrant, mon cœur était contracté par des crampes violentes, j'étouffais, ma respiration était haletante, ma bouche se tordait en convulsions, mes doigts se rétractaient, et de la main droite je détirais la main gauche pour détruire ces spasmes qui m'effrayaient. Je sentais la vie m'échapper, et j'appelais la mort à grands cris! Ce malaise dura une heure, un siècle! une sueur froide mouilla mon visage et je tombai dans un état de prostration, sans volonté!

De retour à Paris, je consultai de nouveau les princes de la science (comme ils se laissent modestement appeler). Je me mis à boire des eaux minérales, à prendre des douches et des bains sulfureux à 40 degrés (1), et cependant les douleurs, les souffrances restaient les mêmes. Pour éloigner l'heure du couvre-feu, qui, au lieu de ce doux repos dont jouit l'homme sain et laborieux, ne m'apportait que de nouvelles tortures, je cherchais dans les jouissances de la table et dans la débauche, à m'étourdir, jusqu'à ce qu'épuisé par la fatigue, je pusse goûter quelques heures de sommeil. Un mien cousin, docteur à

(1) Selon l'avis du docteur Gendrin.

Anvers (1), m'avait conseillé l'usage de l'huile de foie de morue. Malgré les efforts incroyables que je fis pour m'habituer à cette drogue détestable, je dus y renoncer.

J'avais entendu parler du système Raspail, j'allai trouver le savant chimiste, il me demanda si j'habitais la campagne. « Je demeure à Paris. — Jouez-vous aux quilles? — Jamais. — Il faut y jouer, cet exercice est très-salutaire *contre les affections du foie;* au reste, n'oubliez pas que l'homme est né laboureur. » N'étant pas laboureur, et ne me sentant aucune disposition naturelle pour le jeu de quilles, je me bornai à aspirer à perpétuité des cigarettes de camphre, et à me faire écorcher tout vif avec l'eau sédative de ce singulier docteur. De cette immense consommation de camphre, je ne retirai aucun profit, pas même le moindre acarus. D'après l'avis d'un nouveau docteur, je partis pour l'Italie. En Suisse, le havre-sac sur le dos, je fis de longues promenades à pied dans les montagnes, sans pouvoir rejeter loin de moi cette robe de Déjanire qui me brûlait sans cesse. Un jour, en sortant de Berne, j'étais si malade, qu'éperdu, désespéré, je voulus me jeter sous les roues de la malle-poste pour en finir. Près de moi se trouvait un jeune homme à l'air souffrant; il m'apprit qu'il allait à deux journées de distance, faire une cure hydropathique chez un docteur (2) dont il me vanta l'habileté. Je l'y suivis. Je fus présenté à ce docteur, qui m'examina, m'ausculta, et me menaça *d'une saignée pour le soir*. Singulier début pour une cure hydropathique! Heureusement l'accès diminua, et j'évitai la lancette. L'avis de ce nouveau Sangrado fut que je souffrais d'hémorroïdes. Que de maladies l'imagination de mes docteurs m'avait déjà accordées! Je fis dans cet établissement une cure de quatre mois sans le moindre succès. Mes forces diminuaient graduellement. Je me rappelai mon docteur prussien (3), qui

(1) Le docteur Rul. Il jouit, à juste titre, d'une grande réputation en Belgique.
(2) Le docteur Brunner, canton de Zurich.
(3) Le docteur Piétri.

avait reconnu dans ma maladie *un rhumatisme dynamique*. Il m'avait engagé à voyager un an, me promettant la guérison; deux ans s'étaient écoulés, je lui écrivis. Sa réponse fut qu'il ne comprenait pas que j'eusse *résisté à tous ces traitements, à toutes ces tortures*. « Venez, ajoutait-il, venez vite, votre état est grave, mais vous pouvez en guérir ; *votre maladie est dans les nerfs du bas-ventre*. Venez, il n'y a pas de temps à perdre! » Je répondis à son appel et j'accourus. Je fis pendant quelques mois une cure hydropathique quelconque; des douleurs survinrent au pied gauche. « C'est *la goutte*, dit-il. — Comment voyez-vous que j'ai la goutte, docteur? — Parce qu'ordinairement c'est aux pieds que l'on souffre de la goutte, » me répondit-il. Plus tard il pensa que je pouvais avoir des hémorrhoïdes, et il termina ses variations doctorales en émettant l'avis que j'avais des glaires dans le sang, dans les humeurs (1). Après dix mois de ce traitement, je fus pris de douleurs violentes à la gorge, un abcès s'y forma, les amygdales s'enflammèrent, la gorge fut hermétiquement close, et pendant quatre jours et trois nuits de souffrances inouïes, incapable d'avaler une goutte d'eau par une chaleur caniculaire, ne pouvant prononcer un seul mot, obligé, pour ne pas mourir d'inanition, de prendre des bouillons *par une voie que la nature n'a pas destinée à cet usage*, je m'attendais à chaque instant à étouffer (2). Ayant épuisé ses formules hydropathiques, le docteur me condamna à une application de sangsues; l'arrêt fut exécuté avec accompagnement de cataplasmes émollients. Enfin, l'abcès s'ouvrit, et je pus me désaltérer à longs traits. Trois jours après, un nouvel abcès se forma; la gorge se barricada de nouveau. Nouvelle application

(1) Ce fut l'opinion de Priessnitz; du reste, je tiens le docteur Piétri pour un homme de beaucoup de tact médical.

(2) Je ne puis me rappeler sans émotion que les dames malades à l'établissement, pensant, comme le docteur, que j'allais passer de vie à trépas, m'envoyèrent chaque jour des fleurs. Ces dames, bonnes comme le sont les dames allemandes, voulaient du moins adoucir l'amertume de mes derniers moments!

de sangsues, de cataplasmes, même *subterfuge d'alimentation.* Pour cette fois, mon parti fut pris ; j'avais lu quelques ouvrages sur Græfenberg, et ces diverses cures hydropathiques que j'avais suivies, témoignaient de ma confiance en ce système; seulement, dans ma candeur naïve, je m'étais figuré que la méthode de Priessnitz était partout adoptée, pratiquée. Je devais bientôt me convaincre du contraire. « A Græfenberg ! » m'écriai-je, et je n'eus plus d'autre pensée que celle d'aller trouver l'homme dont le génie bienfaisant rayonnait sur cette pauvre humanité si corrompue, *si faisandée.* Pendant un mois je ne fus occupé qu'à me couvrir le corps d'une série non interrompue de sinapismes, pour faire avorter une foule de petits abcès qui menaçaient ma gorge, mes oreilles. Après un mois de cette douce occupation, je saisis la première minute de répit, et, tête baissée, je me jetai sur la grande route en criant : « A Græfenberg ! » On voulut me retenir, on me menaça de toutes les calamités : « On vous tuera à Græfenberg, » me répétait-on, et moi, me fermant les oreilles, plein de foi, de confiance, je courus vers LA MONTAGNE DE L'ESPÉRANCE !

GRÆFENBERG

Enfin je vis cet homme de bien, cet ami de la nature, ce génie extraordinaire, qui devait faire jaillir de la source vive la santé, le bien-être. Quelques minutes d'immersion que je fis dans le bain, lui suffirent pour découvrir la cause de tous mes maux. J'avais le sang corrompu, et les viscères abdominaux excessivement altérés. « Guérirai-je? lui demandai-je. — Cela dépend de votre persévérance. — Ma cure sera-t-elle longue? — Cela dépend de votre nature. » Priessnitz me prescrivit ma cure dans tous ses détails, et se retira. Depuis ce moment, malgré toutes les souffrances qui m'attendaient encore, je ne doutai pas un seul instant de ma guérison; ma confiance fut sans bornes, mon estime et mon respect pour ce caractère si simple, si vrai, si naturel, furent extrêmes, et aujourd'hui qu'il n'est plus, que la tombe renferme le plus grand génie médical qui ait jamais existé, je ne puis sans émotion penser à Priessnitz. Pendant quatre ans je me suis assis à la même table; pendant quatre ans je l'ai vu presque chaque jour, et je l'ai toujours trouvé le même. Cet homme sans précurseur (puisse-t-il dans les siècles futurs trouver un successeur!) nous donnait l'exemple de la simplicité, de la modération, de la sobriété. Pendant plus de trente ans sa vie fut un long dévouement à l'humanité; son sommeil, son repos n'étaient pas même respectés. Dans un climat où, pendant l'hiver, le thermomètre descend jusqu'à trente degrés, il était presque chaque nuit obligé de se lever, et malgré le froid intense, malgré la neige, malgré le vent, malgré la tempête, n'écoutant que son amour de l'humanité, il allait prodiguer les trésors de sa science sans limite, sans être arrêté par la crainte de faire un ingrat de plus ! Que de fois n'ai-je pas entendu de ces stupides créatures, de ces caractères sans loyauté, se plaindre, médire, calomnier ! Dix, quinze, vingt ans et plus peut-être, ils avaient abusé de la médecine, des médecins, des drogues de toutes les couleurs, des charlatans de tous les pays ; ils avaient prodigué l'or à des empiriques, et ils s'étonnaient que Priessnitz ne leur rendît pas la santé en quelques heures ! Leurs corps étaient débiles, leurs membres énervés, leur organisme détérioré, et ils auraient voulu jouer au gladiateur ! ils étaient impuissants, et ils auraient voulu renouveler les travaux d'Hercule ! la source de la vie était corrompue en eux par les excès d'une fausse civilisation, par les suites d'une crapuleuse débauche, et ils auraient voulu revêtir pour la deuxième fois la tunique sans tache de l'adolescence ! Priessnitz, calme, froid à l'éloge, indifférent à l'ingratitude, restait toujours le même, grand philosophe (sans le savoir peut-être !), avec le sourire sur les lèvres, sourire où il était facile à un observateur de lire que Priessnitz jugeait les hommes... ce qu'ils valent ! J'étais arrivé à Græfenberg, faible, énervé, épuisé, mélancolique, assassiné par les médecins, et après un séjour de quatre ans je me retirai plein de force, d'énergie, de santé, sentant la vie circuler plus vive, plus ardente dans mes membres rajeunis. Priessnitz avait fait un miracle de plus ! J'aurais voulu proportionner ma reconnaissance au service immense qu'il m'avait rendu : déjà j'avais dressé le plan d'un monument que je voulais ériger comme témoignage public de ma reconnaissance. Hélas ! les désastres de 1848, qui vinrent assaillir mon pays, détruisirent tous mes plans, j'étais ruiné ! Paris avait renversé le monument de Græfenberg. Je n'eus d'autre ressource que d'envoyer à Priessnitz les quelques lignes suivantes :

« Cher monsieur Priessnitz,

» Ce petit tableau a été peint par ma sœur et donné à mon père ; ma sœur, après la mort de notre père, m'a fait cadeau de ce tableau. C'est le souvenir le plus précieux que je possède. Acceptez-le, cher monsieur Priessnitz, comme le témoignage le plus éclatant de ma vive reconnaissance pour vous, qui m'avez rendu la santé. Que ne puis-je vous donner l'immortalité pour le bonheur de l'humanité, dont vous êtes le génie bienfaisant ! Hélas ! je ne puis qu'adresser chaque jour ma prière la plus ardente au Tout-Puissant, pour qu'il conserve votre vie si précieuse à l'humanité, ainsi que celle de votre belle et nombreuse famille !

» Votre reconnaissant et dévoué,

» Rul. »

Deux ans après ma sortie de Græfenberg, j'appris que Priessnitz était malade ; je m'empressai de demander de ses nouvelles, et je reçus la lettre suivante :

« Monsieur,

» Je vous remercie, au nom de mon père, de la part que vous avez prise à sa maladie; il se trouve déjà, Dieu soit loué ! beaucoup mieux et plus fort. Sa maladie a été très-dangereuse et nous a causé beaucoup d'inquiétude.

» Toute ma famille se joint à moi pour vous adresser nos salutations les plus cordiales, etc., etc.

» Sophie Uhazy.

» Græfenberg, 3 novembre 1851. »

Cette lettre me rassura complétement. Hélas ! quinze jours ne s'étaient pas écoulés, et Priessnitz n'était plus ! Je le pleurai amèrement. Personne peut-être n'avait conscience autant que moi de la perte irréparable que le monde avait faite. Il me semblait que Dieu, en nous enlevant Priessnitz, avait voulu nous rappeler à notre nature fragile. Avec Priessnitz, nous nous jouions du mal, nous méprisions la douleur, son génie nous protégeait. Priessnitz mort, nous redevenions de simples mortels, accessibles à toutes les infirmités, un peu de poussière! Priessnitz avait eu le tort de réduire à néant la science des médecins, aussi s'empressèrent-ils de profiter de sa mort pour répandre mille rumeurs absurdes contre sa doctrine. Ils répétèrent à l'envi que Priessnitz était mort *hydropique* (la calomnie était adroite), et quoique l'autopsie n'eût RIEN SIGNALÉ DE SEMBLABLE, il n'en fallut pas davantage pour épouvanter le *vulgum pecus*. Pendant deux ans, les établissements hydropathiques de l'Allemagne furent délaissés. Comme la réaction est égale à l'action, après ces deux années de *stupide panique*, la foule s'y est portée plus nombreuse que jamais, et je défie les médecins des cinq parties du monde d'arrêter dorénavant ce mouvement.

Je m'étais souvent étonné de l'indifférence étrange avec laquelle l'Europe gouvernementale avait traité cet homme... Oh! je savais bien que les titres, les honneurs, toutes ces vaines caresses d'une vanité viagère, ne sont pas faites pour un Priessnitz! Mais, ce que je comprenais moins, c'est qu'il n'y eût pas un gouvernement, pas un seul, qui eût senti tous les bienfaits que l'on pouvait retirer des admirables découvertes de Priessnitz... Et cependant, rien n'eût été plus facile de la part de chaque gouvernement que d'envoyer quelques jeunes gens intelligents qui eussent passé dix ans à Græfenberg, à étudier, non pas dans des livres écrits (vain fatras où vient s'étaler l'ignorance vaniteuse de l'homme), mais dans le livre de la nature dont Priessnitz était le fidèle interprète! Ces dix ans écoulés, ils eussent été remplacés par de nouvelles cohortes, et aujourd'hui l'hydropathie dominerait partout; aujourd'hui, on parlerait des apothicaires, des droguistes, des allopathes, comme d'une *espèce éteinte,* comme d'un souvenir malfaisant, semblable à celui des vampires. Je sais bien qu'une foule de médecins ont séjourné à Græfenberg, où ils se faisaient remarquer par les *égards obséquieux qu'ils prodiguaient à Priessnitz,* subissant plus que personne l'influence de cette brillante intelligence !

J'en ai connu beaucoup. Quelques-uns y restaient huit jours, quinze jours, un mois ; un très-petit nombre y a passé deux et trois mois. Un docteur français de Strasbourg y a seul séjourné, je crois, un an. Il a écrit un livre qui, quoique moins mauvais que cette multitude d'ouvrages publiés sur l'hydropathie, prouve cependant qu'il n'a pas très-bien compris le système de Priessnitz. Et cela se conçoit : tout médecin qui arrivait à Græfenberg y apportait ses idées préconçues, ses préjugés, ses préventions, les fruits de son éducation à l'école, les idées de ses maîtres, les idées puisées dans ses livres, tirées du milieu médical dans lequel il avait vécu. Tout cela forme une espèce de tissu plus ou moins dense, dont était revêtu chaque médecin venant visiter Græfenberg. Et ce n'est pas dans quelques jours, dans quelques mois, que l'on peut déchirer ce tissu épais et faire *peau neuve ;* ce n'est pas dans quelques semaines que l'on consent à brûler les faux dieux que l'on a adorés, à secouer la poussière de l'école, dans laquelle on s'est voluptueusement roulé ; les idées acquises sont tenaces comme la rouille. Puis l'amour-propre se révolte. Quoi ! un simple habitant des champs, sans bonnet de docteur, sans instruction médicale, aurait raison contre toutes nos écoles ! toutes ces années que l'on a passées à pâlir sur des livres dictés par les princes de la science, seraient comme nulles ! tous ces systèmes qui se choquent, qui se contredisent, on devrait les oublier ! Aussi comprend-on combien il était difficile, même à un médecin de bonne foi, de faire table rase, de redevenir élève, d'oublier tout ce qu'il avait lu, vu, entendu, appris. C'eût été demander l'impossible à la nature de l'homme. Aussi que s'est-il passé ? Ces médecins questionnaient les malades, prenaient des notes sur les traitements suivis dans les différentes maladies, visitaient les bains, les douches, essayaient quelquefois de ces bains, puis s'en retournaient convaincus (peut-être!) qu'ils connaissaient l'hydropathie. J'ai vu un de ces oiseaux de passage s'arrêter un mois à Græfenberg, faire *une fois la cure en* TREMBLANT, écrire beaucoup; puis aller fonder un établissement hydropathique avec ce titre : « Le docteur X, *disciple de Priessnitz!!!* » *Risum teneatis.* Que conclure de tout ceci? Deux choses : 1° C'est que probablement il n'existe pas à l'heure qu'il est un seul établissement hydropathique où l'on suive *exactement* le système de Priessnitz; 2° que, néanmoins, les traitements suivis dans ces divers établissements sont encore, à tout prendre, *infiniment* moins *dangereux* que n'importe quel traitement allopathique.

Je m'étais, pendant ces quatre ans de cure à Græfenberg, assidûment occupé à questionner les malades, à observer les effets de leur traitement, et j'avais eu l'heureuse pensée de prier Priessnitz de répondre *lui-même* à une série de questions que je lui avais posées. Cet homme de bien, quoique accablé de fatigue, tiraillé, harcelé, pressé quelquefois dans un jour par quatre à cinq cents malades, eut la bonté de condescendre à ma demande. Ce sont ces notes que je livre à la publicité. Puissent-elles servir à affermir la foi de ces milliers de personnes qui sont venues chercher à Græfenberg la guérison de leurs maux! puissent-elles leur tenir lieu de guide et de préservatif contre la médecine et les médecins! puissent-elles, surtout, inspirer au public le désir et lui donner les moyens de pratiquer une hygiène aussi simple que salutaire!!

VOCALISES DOCTORALES

Docteurs de Bruxelles.

J'ai la goutte.
Je suis asthmatique.
J'ai un rhumatisme à la poitrine.
Mon cœur est sorti de ses limites.
Je suis atteint d'une pleuro-pneumonie avec hémoptysie.
Dans deux heures j'aurai cessé de vivre.
Je n'ai pas d'asthme, mais un gonflement des amygdales.

Docteurs de Paris.

On entend des bruits anormaux dans mon cœur.
On n'entend plus ces bruits anormaux.
Je n'ai pas eu de pleurésie; j'ai un rhumatisme vague à la poitrine; je dois me rendre de suite aux eaux de Vichy.
Je ne dois pas aller aux eaux de Vichy, elles me sont contraires.
Mon mal est nerveux.
Je suis hypocondriaque.

Docteur de Vienne.

Je suis convaincu d'une inflammation de poumons avec prévention de paralysie imminente, et la circonstance aggravante d'une hydropisie générale.

Docteurs de Berlin.

J'ai un refroidissement à l'aine.
Ce refroidissement n'est pas un refroidissement.
J'ai des glandes engorgées dans la poitrine.

Docteur d'Anvers.

Mon mal est au diaphragme.

M. Raspail, de Paris.

Je dois jouer aux quilles ; mon mal est dans le foie.

Docteur en Suisse.

Je suis prévenu d'hémorrhoïdes.

Docteur prussien, sur le Rhin.

Mon mal est un rhumatisme dynamique.
Ma maladie est dans les nerfs du bas-ventre.
C'est la goutte.
Ce sont des hémorrhoïdes.
Ce sont des glaires dans le sang, dans les humeurs.

Priessnitz.

Mon sang est corrompu.
Les viscères abdominaux sont très-malades.

HYGIÈNE GÉNÉRALE

De l'air. — Habitations.

L'air est l'agent hygiénique qui exerce la plus grande influence sur la santé, la force, et sur toutes les facultés de l'homme; les anciens le nommaient *pabulum vitæ*. Son influence sur les qualités du sang est en raison directe de sa nature, de son degré d'oxygénéité (1); la plante languit si sa racine, sa tige ou ses feuilles sont privées d'air, ou de lumière; aussi à Græfenberg les malades étaient-ils continuellement en contact avec l'air extérieur. Les fenêtres ouvertes des chambres laissaient, jour et nuit, circuler l'air pur, cette nourriture des poumons. L'ameublement était des plus simples; toute espèce de rideaux autour des lits, ce qui les transforme en étouffoirs malsains, était proscrite d'une manière absolue. Si les moins favorisés de la fortune savaient toutes les maladies qui sont cachées sous ces tentures luxueuses, derrière ces rideaux d'étoffes précieuses, dans ces lits moelleux, ils envieraient probablement moins ce luxe d'ameublement des habitations modernes; heureux! s'ils savaient que des meubles

(1) Le sang modifié au contact de l'air atmosphérique réagit sur tous les organes de la vie, en raison des propriétés plus ou moins vivifiantes qu'il acquiert, proportionnellement au degré d'oxygène absorbé. Il sollicite des contractions musculaires plus énergiques, rend les sécrétions plus abondantes et l'assimilation plus efficace.

Voilà pourquoi les gens de la campagne se portent mieux que les citadins, et les montagnards mieux que les habitants des plaines.

simples, que des lits un peu durs (une simple paillasse ou un matelas de fougère ou de bruyère), sans rideaux, des chaises de bois ou de paille, une chaleur modérée (14° C.), le renouvellement fréquent de l'air, sont les meilleurs éléments de la santé, du bien-être.

Se loger dans des nouvelles bâtisses en pierre, c'est se livrer bénévolement aux rhumatismes, ophthalmies, à la surdité, à la cécité.

L'Arabe dit à cette occasion :

« La première année appartient à ton ennemi. »

Il est incontestable que, sous le *rapport hygiénique*, les habitations en bois sont de beaucoup préférables à celles en pierre.

Habillement.

Priessnitz recommande les vêtements légers et rejette ceux de coton, flanelle, laine. Les premiers fortifient la peau, les seconds, au contraire, sont une *cause incessante* d'affaiblissement, et prédisposent le corps aux rhumes, rhumatismes, affections de poitrine (1). Par conséquent, les bas de fil sont pré-

(1) Il vaudrait mieux, sous le rapport hygiénique, porter de la toile grossière. Je ne m'occupe ici, ni de la mode, ni des préjugés sociaux ; je pense à un intérêt plus sérieux, celui de prévenir la maladie et de conserver la santé ; et je dis qu'une chemise de forte toile, comme la portent les gens de la campagne, sera un préservatif plus efficace contre les refroidissements, les transpirations supprimées, les rhumes de poitrine, fluxions, etc., qu'une chemise fine.

L'homme tend toujours à tomber du côté où il incline, a dit un homme d'État. Cela est vrai également dans le cas qui nous occupe : à force d'oublier les causes premières pour tomber dans les effets des effets, à mesure que l'homme s'éloigne de la nature, il se livre volontairement à la peine, à la maladie. En principe, le vêtement est un préservatif contre les intempéries de la saison, une force employée à combattre les causes d'altération de la santé ; en aucun cas il ne doit devenir une *gêne*, une *fatigue*, une *occasion* de maladie, et, ajouterai-je, ne devrait jamais blesser les convenances, la pudeur. Tout le monde en convient, et cependant il est admis qu'un homme *comme il faut*, se présentant dans le monde sans cravate, portant une chemise de grosse toile, en redingote boutonnée, serait un VANDALE ! La mode exige impérieusement que l'homme *bien élevé* se présente en pantalon demi-collant et en frac. EST-CE PLUS DÉCENT ? Probablement, puisque la civilisation française et anglaise est la plus avancée !

férables aux bas de coton ou de laine. Les personnes qui ont toujours froid aux pieds feront mieux (contrairement au préjugé généralement répandu) de ne *pas porter de bas* (*pendant l'été*). Celles qui sont sujettes aux maux de gorge, d'yeux, d'oreilles, de tête, se trouveront bien de ne pas porter de cravate, ce *carcere duro* des temps modernes. Si par leur position, leurs habitudes sociales, elles sont forcées d'obéir à la tyrannie de la mode, elles devront, au moins pour *raison de santé*, porter la cravate la plus légère possible. On ignore, a souvent répété Priessnitz, le nombre de demoiselles, de dames moissonnées par l'usage déraisonnable de porter des *fourrures* autour du *cou*. Une bonne habitude pour les personnes sujettes aux maux de tête, d'oreilles, d'yeux, de gorge, de dents, aux rhumes de cerveau, ayant les pieds toujours froids, etc., est d'avoir toujours la tête *découverte, exposée à l'air,* tout en ayant soin de se préserver du soleil. Avec les habitudes sociales, est-il possible d'aller tête nue? Peut-on se passer de cette partie de notre habillement, certainement la plus stupide, la plus incommode, la moins artistique de toutes? Hélas! non, je le sais. Que faire alors? Porter le chapeau le plus léger possible, de temps en temps le tenir à la main pour rafraîchir la tête au contact de l'air, profiter de toutes les circonstances pour rester nu-tête, et enfin espérer que le HASARD nous délivrera un jour de cette inqualifiable coiffure. C'est surtout dès le premier âge que l'on doit contracter ces bonnes habitudes. Laissez aux journaux des modes (ces affreuses caricatures) le privilége d'emprisonner l'enfance dans des habillements étroits, étriqués, mesquins, sans goût, qui gênent leurs mouvements; mais, si vous êtes soucieux de la santé de vos enfants, donnez-leur des habillements simples, légers, larges, commodes, où leurs membres puissent se développer sans contrainte, et l'été, laissez-les courir sur le gazon, pieds, cou et tête nus.

Une des causes les plus incessantes de la dégénérescence de l'espèce humaine est l'usage barbare, anti-hygiénique du corset.

Victimes de la mode, les pauvres jeunes filles expient par la phthisie, les palpitations, les pâles couleurs, etc., etc., et trop souvent par une mort prématurée, le singulier plaisir de contrarier les lois de la nature.

Je préférerai toujours la femme robuste et belle de la campagne de Rome à tous ces avortons étiolés, *à la taille de guêpe*, au teint cadavéreux, dont s'affligent les grandes villes!

« L'état actuel de l'homme peut être considéré comme le produit de l'éducation à laquelle l'espèce humaine a été soumise depuis les temps les plus reculés, et comme la preuve des aberrations plus ou moins graves des méthodes usitées jusqu'ici.

» Sous quel aspect l'homme de la civilisation actuelle se présente-t-il généralement dans les différentes périodes de sa vie? Une enfance étiolée, une adolescence qui anticipe maladivement sur l'âge adulte, une maturité dont l'épanouissement touche à la décrépitude, une vieillesse enfin qui, au lieu de s'éteindre dans un déclin majestueux, semble, par le spectacle des infirmités qui l'assiégent, inviter la génération qui s'élève à se presser de vivre, de peur de mourir de mille maux.

» Et la jeune fille, que la nature a destinée à être mère (1), comment la prépare-t-on à ses devoirs futurs?

» Il semble que toute son éducation physique ne soit qu'une suite d'infractions aux lois de l'hygiène, et qu'on reste dans la plus complète incurie sur les infirmités dont son adolescence est menacée.

» Alors apparaissent les migraines, les spasmes, les évanouissements, les palpitations, et tout le cortége des symptômes de la chlorose et de l'hystérie...

» Que de difformités, que de vices de constitution ces gazes, ces draperies, ces corsets n'ont-ils pas mission de dissimuler!... Si, en prenant sa place dans le monde, la femme n'apporte à son mari qu'un corps et une âme faibles, si l'allaitement l'effraye, si celle qui doit partager l'empire du foyer n'a pas même la force de porter son enfant dans ses bras, quelle génération la patrie doit-elle en attendre? et puisqu'elle ne pouvait être ni épouse ni mère, que ne l'a-t-on laissée mourir vierge!

» Telles sont les misères physiques qui se dérobent sous le prestige de la vie élégante, tels sont les signes généraux du déclin et du dépérissement de notre race!

» Maintenant, si l'on jette un coup d'œil rapide sur les résultats fournis par les chiffres officiels de la statistique; si l'on y cherche le rapport du nombre des maladies constitutionnelles avec celui de la population des grandes villes;

(1) Avec la faiblesse des mères commence celle de l'homme (Hahneman).

si l'on consulte les rapports des conseils administratifs des hôpitaux, ceux des commissions de révision (1), instituées pour le recrutement des armées, etc., on reconnaîtra que les maladies scrofuleuses, que les phthisies tuberculeuses, les maladies cancéreuses, ainsi que celles du cœur, du cerveau et de la moelle épinière, que les affections chroniques compliquées d'hypocondrie, d'hystérie, etc., se montrent de nos jours d'une fréquence effrayante.

» Si ces effets déplorables qu'on observe dans les classes inférieures de la société sont les résultats de l'ignorance complète des lois générales de la nature, si on peut les attribuer à la pauvreté, à l'insalubrité des habitations et de certaines professions, à l'intempérance, à la débauche; dans les classes aisées, on en trouve la cause dans la négligence et les imperfections de l'éducation physique, dans les déréglements de la vie sensuelle et dans l'exaltation de la sensibilité. »

Voici comment s'exprime *Richter*, médecin distingué, qui appartient à la nouvelle école physiologique de l'Allemagne, sur les vices de l'état actuel de la civilisation, et particulièrement sur ceux de l'éducation physique :

« La vie intellectuelle de notre génération s'en trouve-t-elle mieux pour cela? Notre système de civilisation a-t-il porté des fruits d'autant plus abondants que le développement du corps a été négligé? — Non, sans aucun doute! — Je ne parle pas ici des faits assez connus de l'accroissement du nombre des aliénés dans tous les pays civilisés. Les médecins et les physiologistes ne peuvent pas voir un état normal dans la tendance exclusivement intellectuelle de la plupart des hommes de nos jours. — On a développé les qualités de l'esprit dans une génération rêveuse et remplie d'illusions, mais les sentiments du cœur sont restés sans profondeur, et l'âme est dépourvue d'énergie et de volonté. — Voici les traits caractéristiques de notre époque, qui expliquent beaucoup de choses dans la vie individuelle comme dans la vie sociale :

» Nous avons l'esprit bien cultivé, nous sommes très-érudits; mais nous sommes faibles! Nous lisons, nous écrivons, nous discutons beaucoup, nous avons les meilleures tendances et les intentions les plus généreuses; mais nous sommes faibles!...

» Où faut-il donc chercher des remèdes à ces abus? Dans soi-même. Il faut renoncer à beaucoup de préjugés sociaux; il faut épurer nos mœurs et nous astreindre mieux à l'observance des lois de la nature.

» Nous voyons tous les jours les modifications que la culture imprime à l'espèce ou à ses variétés dans les animaux et dans les plantes. L'homme

(1) Il est à remarquer que, dans presque tous les États de l'Europe, on a été forcé d'abaisser progressivement la mesure de la taille exigée pour le service militaire, et que le chiffre des réformés pour défaut de taille et pour cause de vices constitutionnels s'est considérablement accru.

change à son gré le port d'un arbuste, il varie à l'infini la coloration de ses fleurs, ou il en adoucit le fruit; il fait procréer à son choix des frelons, des abeilles ouvrières ou des reines; il obtient des toisons douces et soyeuses, il varie le type du cheval pour l'approprier à la course ou au trait; son pouvoir enfin s'étend sur toute la nature; et pour ce qu'il lui importe le plus d'obtenir, son amélioration, pour ce qu'il doit le plus redouter, sa dégénérescence, il méconnaîtrait sa force, et se montrerait indifférent!... Une telle incurie n'est-elle pas un outrage à la Providence, et la plus complète ingratitude pour tous ses bienfaits?... » (GEORGII.)

On ne saurait exprimer d'une manière plus juste les effets de la fausse civilisation qui nous entoure de toutes parts.

Nourriture (1).

Selon Priessnitz, il est préférable de faire trois repas par jour. C'était l'habitude de nos aïeux, et ils ne s'en portaient pas plus mal. Avec ce régime l'estomac reste moins de temps inoccupé, et recevant chaque fois une moins grande quantité d'aliments, se fatigue moins. A Græfenberg, le déjeuner et le souper se composaient de lait frais, de lait caillé, avec du pain bis et de l'eau fraîche. Priessnitz déclare que le pain *noir et grossier est le plus sain*. L'usage de boire plusieurs verres d'eau fraîche à chaque repas facilite essentiellement la digestion et empêche la stagnation de *mauvaises étoffes* (2) dans le tube digestif, ce qui est le principe d'un grand nombre des maladies qui affligent l'humanité. L'été, de délicieuses fraises de montagnes venaient s'adjoindre à cette nourriture simple et frugale. Le lait frais pris concurremment avec de l'eau pure, dans

(1) Certes il n'est pas possible de trouver du pain qui flatte plus le goût que le pain fabriqué à Paris, c'est du gâteau; c'est justement à cause de cela qu'il est moins sain que le pain bis. Tout le monde connaît les expériences faites par M. Magendie: des chiens nourris exclusivement avec du pain blanc ont succombé après quelques semaines de ce régime, tandis que d'autres chiens nourris au pain bis s'en sont parfaitement trouvés. Le pain trop raffiné constipe. *La constipation est l'état normal de la majorité des personnes aisées vivant à Paris.* Je n'hésite pas à attribuer ce grave inconvénient à l'usage constant du PAIN-GATEAU que l'on mange à Paris.

(2) *Mauvaises étoffes* est le terme générique consacré par Priessnitz.

la proportion d'un verre d'eau par chaque verre de lait, se digère admirablement bien, tandis que *le lait bouilli est malsain, parce qu'il produit des matières glaireuses*. Il n'est peut-être pas une famille à Paris où les enfants ne prennent chaque jour une tasse de lait chaud. C'est fâcheux. C'est une des causes les plus fréquentes de cette accumulation des glaires, des mucosités qui viennent obstruer les viscères, se mêler au torrent de la circulation. *Dix contre un* qu'il ne se rencontrera pas, parmi mes lecteurs, un seul père de famille qui modifiera les habitudes alimentaires de ses enfants ; et l'on parle de la perfectibilité humaine! Le dîner consistait en un plat de viande et de légumes et un second plat de farinage, avec pain et eau fraîche. Il est plus convenable de ne prendre de la viande qu'une fois par jour. Les personnes dont la digestion est bonne peuvent manger plus de viande et moins de pain; celles au contraire dont la digestion est pénible feront mieux de manger plus de pain et moins de viande. Les jouissances les plus raffinées de la table, je les ai savourées; la science de Brillat-Savarin, je l'ai pratiquée, et aujourd'hui, par goût autant que par conviction, je préfère ce régime simple à n'importe quel repas chez Véfour ou chez Chevet. Il est étrange comme les idées les plus simples, les plus vraies, les plus naturelles se faussent. Qui n'a pas entendu gémir sur le sort du malheureux couchant sur *la paille*, déchirant un morceau de *pain noir*, n'ayant, pour assouvir sa soif, qu'une *cruche d'eau?* Eh bien, si les *personnes riches couchaient sur une simple paillasse, mangeaient du pain bis et ne buvaient que de l'eau fraîche*, le nombre des malades, des souffreteux, des infirmes, des goutteux en *diminuerait d'autant;* il est vrai que cela ne ferait pas l'affaire des médecins. En principe, l'alimentation froide est la plus convenable à l'estomac. Les aliments chauds tendent à le débiliter, les aliments froids le fortifient. (L'eau chaude excite le vomissement.) Lorsqu'on est souffrant de l'estomac ou que la digestion est pénible, la première condition est de manger complétement froid. L'usage fréquent d'une alimentation trop riche en osmazome, de viandes succulentes et saignantes à la mode anglaise, est nuisible à la santé et prépare admirablement les générations à la maladie anglaise (les scrofules). Il est préférable de varier chaque jour le régime de sa table et de passer du bouilli au rôti, de la viande blanche ou rouge à la viande noire. Il vaudrait infiniment mieux, sous le rapport de la santé, se nourrir chaque jour d'un simple bouilli plutôt que d'un rôti saignant ou d'un gibier faisandé. En fait de boisson, Priessnitz n'en admet qu'une seule, *l'eau pure* et *fraîche*, la boisson dont tous les êtres animés de la création font usage. C'est par corruption du goût que l'usage des boissons fermentées, alcooliques s'est introduit dans nos mœurs; usage qui, je le sais, résistera à tous les efforts tentés par toutes les sociétés de tempérance du globe. Il n'y a pas de puissance sur terre qui pourrait faire renoncer le Français au vin, l'Anglais au thé, le Flamand, l'Allemand à la bière, le Slave à l'eau-de-vie, l'Espagnol au chocolat, et presque le monde entier au café. Dût ma conviction choquer les opinions universellement admises, je dirai que l'eau *pure et fraîche* est la seule boisson naturelle, la mieux adaptée à tous les climats, à tous les âges, la plus saine, la plus fortifiante, *la seule désaltérante* (1). Je dirai que le raisin, ce fruit délicieux lorsqu'il est savouré sur l'espalier, encore humide de la rosée du matin, me semble perdre ses qualités sanitaires, lorsqu'il a

(1) Comment se fait-il qu'à une époque où l'on s'occupe autant des intérêts matériels, on ne trouve pas à Paris une fontaine, *pas une seule*, où l'on puisse boire un verre d'eau *pure* et *fraîche?* (Voir la page 128.)

A Francfort, Dresde, Varsovie, Breslau, et en tant d'autres villes d'Europe, des sources, des fontaines jaillissent, où riches et pauvres se rencontrent dans une pensée commune : celle de satisfaire un des besoins les plus réels de la santé.

J'ai le regret de le dire, Paris, sous ce rapport, est arriéré. Le luxe des fontaines, chez les anciens, prouve qu'ils avaient plus que nous le sentiment du vrai en hygiène.

été salement pressuré, torturé, foulé aux pieds. Je ne voudrais pas commettre de la philanthropie, mais en réfléchissant aux suites fatales, inévitables de l'ivresse, au nombre incalculable de mauvaises actions, de crimes, de pertes de fortune que *la pampre vermeille* a occasionnés *directement ou indirectement,* il est permis de regretter que la modération, la sobriété et la tempérance soient des vertus généralement louées dans les livres et si peu mises en action. L'opinion généralement répandue, parmi la classe des travailleurs, qu'un verre d'eau-de-vie donne de la force, est complétement erronée. Il se produit bien une *excitation momentanée,* mais bientôt suivie d'un sentiment de lassitude. Il serait bien désirable que l'honnête artisan, que l'ouvrier laborieux fût convaincu qu'un verre d'eau *pure, fraîche* est la boisson la plus saine, la plus fortifiante. — Quel que soit le régime que l'on suive, il est bon de ne jamais se mettre au lit avec *l'estomac chargé;* une bonne habitude à contracter est de prendre un verre d'eau fraîche avant de se coucher, autant de *visites de médecins à s'épargner.* Pour les gens de bureau (1), qui écrivent beaucoup et font peu d'exercice, la modération et la tempérance sont obligatoires, s'ils veulent éviter la goutte, la pléthore, l'apoplexie, les hémorrhoïdes, les ophthalmies. Une observation que j'ai faite dans tous les pays que j'ai parcourus, c'est que le bureaucrate est partout le même (*ejusdem farinæ*),

(1) Je ne sache pas qu'il y ait à Paris une seule administration, un seul bureau, une seule étude d'avoué, de notaire, d'avocat, etc., où les employés aient la bonne habitude *d'écrire debout.*

Cuvier, a-t-on dit, n'écrivait jamais assis.

Le seul moyen de combattre les influences délétères, homicides de la vie de bureau, serait d'écrire *toujours debout,* la tête nue, la fenêtre ouverte neuf mois au moins de l'année, n'ayant jamais une température au-dessus de 14 à 15 *degrés centrigades,* et en ayant soin, l'hiver, d'ouvrir chaque heure la fenêtre, *deux ou trois minutes,* pour renouveler l'air vicié.

Comment ne réfléchit-on pas aux inconvénients sans nombre qu'entraîne l'habitude d'écrire, le dos courbé, la poitrine rentrée, le cœur refoulé par le diaphragme, la tête échauffée, la poitrine congestionnée, les yeux éblouis?

assis à son bureau, le dos courbé, la tête couverte, les fenêtres fermées en toutes saisons, et l'hiver, supportant une chaleur de poêle qui donnerait la migraine à quiconque n'y serait pas habitué. Aussi le gros ventre, les besicles et le gilet de flanelle fleurissent-ils généralement parmi cette classe intéressante de la société. Que l'apoplexie lui soit légère !

**

Un chimiste allemand a classé récemment, sous le rapport de la *nutritibilité*, les matières alimentaires suivantes :

1° Œufs.
2° Viande.
3° Lait (dont 10 0/0 de rendement).
4° Haricots.
5° Pois.
6° Lentilles.

1/2 kilogramme de haricots =	1	kilo froment.
	1 1/2	— riz.
	1 1/2	— pain blanc.
	1 3/4	— — bis.
	6	— pommes de terre.
	8	— choux.
	10	— carottes.

L'usage du riz engraisse.

Les pommes de terre engraissent également et produisent des glaires.

Comme on le voit, la substance nutritive des haricots, pois et lentilles, est à celle des pommes de terre comme 12 : 1.

Le préjugé des masses de se nourrir principalement de pommes de terre, est peu économique. Une famille qui consommerait douze kilogrammes de pommes de terre est exactement dans la même position que celle qui aurait seulement consommé un kilogramme de haricots.

Enfance.

Quelle différence entre l'enfant du midi, croissant en plein air, baigné des rayons du soleil, se jouant sur le frais gazon, la vue charmée par les arbres, par les fleurs, l'oreille frappée par les sons mélodieux du chantre des forêts, s'endormant à l'ombre du chêne majestueux, souriant, au réveil, à l'aspect du ciel bleu et sans nuages, et l'enfant du nord, emprisonné dans ses maisons closes et privées d'air, affaibli par la chaleur malsaine d'un poêle puant, entrevoyant à peine un pâle soleil à travers ses doubles fenêtres !

La voix éloquente de Rousseau a contribué à déchirer ces langes barbares dans lesquels l'enfant était emprisonné.

Priessnitz baigne l'enfant, aussitôt sa naissance, dans de l'eau à 22° C., en l'y tenant couché. L'enfant est ainsi baigné deux fois par jour, matin et soir, jusqu'à l'âge de deux ans. La température du bain est progressivement abaissée, jusqu'à ce qu'elle descende, dans l'espace de ces deux ans, à 14° 1/2 C.

Au sortir du premier bain, au lieu des langes dont l'enfant est ordinairement enveloppé, Priessnitz a le soin de rouler autour du ventre de l'enfant une ceinture de toile dont la moitié a été mouillée dans de l'eau bien fraîche, puis tordue, et l'autre moitié est restée sèche. On la renouvelle quatre à cinq fois par jour, lorsqu'elle est séchée ou échauffée, et l'enfant la porte jusqu'à l'âge de dix-huit mois. Cette ceinture est d'abord *mince*, puis on la rend graduellement plus *épaisse*. A l'âge de deux ans on arrivera par degrés à baigner l'enfant dans l'eau à la température ordinaire. Il sera bon de commencer ainsi en été, et un bain par jour suffira. La nourriture de l'enfant se compose de lait froid, de bouillie, panade, eau fraîche, et on ne lui donnera de la viande que lorsqu'il sera en état de la mastiquer.

Priessnitz rejette l'usage du vaccin. En effet, si l'enfant apporte en naissant quelques germes de maladie (et de nos jours, quel est l'enfant que l'on pourrait assurer être indemneode tout héritage incommode?), ces germes, CES MAUVAISES ÉTOFFES *pourront facilement,* SOUS L'INFLUENCE DE L'EAU FRAICHE, *faire éruption, tandis qu'avec la vaccination, ces mêmes germes, ces matières malsaines, seront* REFOULÉS AU DEDANS, *et deviendront ainsi la cause de beaucoup de maladies qui déciment l'enfance.*

Jeunesse (1).

Les conseils précédemment énoncés s'appliquent naturellement à toutes les époques de la vie. Se lever de bonne heure, ne pas rester plus de six heures au lit (*vix septem pigris concedimus horas*), se laver chaque matin tout le corps à l'eau froide, ne boire que de l'eau pure et fraîche, suivre un régime de table simple et modéré, faire beaucoup d'exercice à l'air libre, se livrer aux exercices si salutaires de l'équitation, de l'escrime, de la gymnastique, de la natation, voilà le meilleur guide de la santé. On a souvent dit : la santé est le premier de tous les biens ; mais il ne suffirait pas de le répéter aux jeunes gens, il faudrait, en imitant l'exemple intelligent de quelques pères de famille qui conduisent leurs fils dans les musées pathologiques pour leur inspirer de bonne heure une crainte salutaire du vice, leur montrer aussi les résultats non moins inévitables de l'intempérance et des excès de table. Il faudrait leur faire comprendre que non-seulement l'oisiveté est, selon l'expression stéréotypée, la mère de tous les vices (ce dont la jeunesse en général se préoccupe très-peu), mais encore la source d'une foule de maladies causées par l'accumulation de la lymphe, de la graisse, le ralentissement de la circulation, l'épaississement du sang, la diminution des forces et le dépérissement graduel de l'organisme ; tandis qu'une vie active, en augmentant *par le mouvement* la contractibilité de l'appareil

(1) *Enfance, adolescence.*

Il est souvent dangereux d'assujettir l'enfant ou l'adolescent à des études sérieuses. Il y a des organisations dont le développement est tardif. La nature vous indique elle-même la marche qu'il faut suivre. Gardez-vous de contrarier son travail d'évolution. Aidez-la, en développant les forces physiques ; attendez que l'arbrisseau ait acquis son épanouissement régulier, pour lui demander de produire des fruits. Une conduite opposée vous préparerait des déceptions cruelles ! En tous cas, mieux vaut être un artisan vigoureux, robuste, bien portant, qu'un académicien cacochyme.

musculaire, en éliminant les fluides blancs qui détrempent les tissus, énèrvent les forces, etc., aide le phénomène de l'assimilation, augmente l'abondance des sécrétions et accroît la rapidité de la circulation. Or, non-seulement le sang porte l'élément réparateur à tous les tissus, fournit les matériaux nécessaires aux sécrétions, mais encore il stimule tous les organes de la vie.

La vie, c'est le mouvement! Sous son influence se développe toute possibilité. Il permet à l'organisme de réparer les forces enlevées soit par l'oisiveté, soit par l'étude, soit par la vie sédentaire. Le mouvement est une des causes les plus puissantes du *développement et de la force*. Les exercices, en doublant la puissance des organes, réagissent d'une manière certaine sur le courage et l'activité de l'âme.

« Aucun organe ne peut conserver la forme essentielle et normale de ses tissus, sans être mis en exercice ou sans agir dans la limite des fins naturelles. Ainsi, la substance des fibres musculaires est résorbée et remplacée par la substance graisseuse, quand ces fibres ont été, pendant quelque temps, privées de leur action.

» Les articulations, même les plus mobiles, s'ankylosent lorsqu'elles ont été longtemps privées de mouvement. Les ovaires, l'utérus même, lorsque ces organes ont cessé de fonctionner depuis nombre d'années, se transforment en s'atrophiant, et, devenus inutiles, tendent sans cesse à disparaître de l'économie animale.

» La couleur des muscles *se colore et se noircit* en raison des contractions : par exemple, les cerfs, les daims, les chamois, les gazelles, les étalons, les hirondelles, les canards sauvages.

» Au contraire, elle se blanchit et se ramollit en raison inverse : par exemple, les phoques, les moutons, les tortues, les volailles.

» Enfin, il est constant que, sous l'influence de certains mouvements, la capacité du thorax augmente et est suivie d'un développement proportionnel des poumons, ce qui leur permet de contenir un plus grand volume d'air, et par conséquent d'oxygéner une plus grande quantité de globules de sang dans un temps donné, ce qui accélère la transformation des globules en fibrine, réagit sur les centres nerveux et vivifie l'action physiologique de l'organisme tout entier. » (GEORGII.)

Par le mouvement, les muscles acquièrent une couleur plus foncée, en absorbant la partie colorante qui est la plus vitale, la plus saturée de globules sanguins. Plus les tissus consomment l'oxygène de l'air qui se combine avec le carbone dans le phénomène de l'assimilation, plus ils doivent puiser dans les aliments, pour les renouveler, les principes qu'ils ont perdus.

Grossesse.

Les soins hydropathiques préparent utilement la jeune femme aux douleurs de l'enfantement. En se lavant matin et soir tout le corps à l'eau froide, en portant une ceinture mi-mouillée, mi-sèche (leibbinde) (1), qu'elle ne quittera que dans les derniers jours, en faisant un exercice modéré, elle évitera les accidents que trop souvent la maternité amène avec elle.

Après l'accouchement, elle portera de nouveau cette ceinture, mais *seulement sur le ventre* (afin de ne pas supprimer son lait), prendra des aliments froids, s'abstiendra de toute espèce de viande, évitera surtout toute cause de transpiration.

De temps en temps, elle se fera frictionner légèrement les jambes et les bras avec une serviette *mouillée* (*fortement tordue*), et aura soin de se faire bien essuyer avec un linge sec. Ce soin hygiénique la calmera et la fera jouir d'un sommeil réparateur.

Elle changera de linge chaque jour, et pourra s'occuper des soins de sa toilette, de ses cheveux, sans nul danger, et sans se préoccuper des commérages des sages-femmes, qui ne sont pas toujours des femmes sages.

(1) Ce qui veut dire que la moitié de la ceinture sera mouillée (tordue) et l'autre moitié non mouillée.

En cas de crampes, elle prendra un bain de siége dégourdi (18° C.) pendant dix minutes, ou, selon les circonstances, un grand bain à la même température, puis elle portera la ceinture (leibbinde).

Elle gardera le lit de neuf à dix jours; à cette époque, à moins d'incident (1), elle se lèvera chaque jour, en augmentant graduellement la durée de la levée, et prendra chaque jour un bain dégourdi.

Elle peut également, dès le commencement de ses couches, laisser l'air frais circuler dans sa chambre; *elle recouvrera ses forces d'autant plus vite.*

Les deux semaines écoulées, elle peut prendre soit une *abreibung* (frottement avec un drap mouillé), soit un bain dégourdi, et sortir quelques instants.

En cas de fièvre de lait, elle prendra un bain de siége dégourdi (enveloppée du drap mouillé) et fera verser continuellement sur ce drap l'eau du bain de siége.

En cas de gonflement des seins, elle portera sur la poitrine des bandages demi-mouillés et demi-secs (umschlag).

En cas d'abcès au sein, elle portera également des compresses mi-mouillées mi-sèches sur le sein malade, jusqu'à ce que l'abcès se soit ouvert de lui-même. *En aucun cas, il n'est justifiable de faire inciser un abcès* (2).

(1) Indisposition, faiblesse, etc., etc.

(2) Il n'est personne, surtout pendant l'enfance, qui n'ait eu au moins un furoncle. Que l'on se garde bien d'avoir recours au bistouri du médecin.

Il faudrait, dès l'apparition d'un clou, d'un furoncle, se laver matin et soir tout le corps à l'eau de pompe (pour activer les fonctions de la peau et le travail intérieur de l'organisme), et attendre que le clou ait abouti. Alors on envelopperait la partie siége du clou d'un bandage mouillé à l'eau de pompe et tordu, et recouvert d'un bandage sec, que l'on renouvellerait six fois par jour au moins, en ayant soin de bien lessiver chaque fois le premier bandage maculé par les matières échappées du clou. L'application de ces bandages cesserait avec l'écoulement du pus.

C'est une véritable crise, très-salutaire à la santé.

CURE HYDROPATHIQUE

Selon Georgii, le célèbre physiologiste, l'organisme peut être considéré comme une unité indivise, où la vie se manifeste par une série de phénomènes de divers ordres; l'équilibre entre les propriétés vitales des tissus dans lesquels ces phénomènes s'accomplissent, ainsi que l'union et l'harmonie entre chacune de ces parties constitutives de cette unité, produisent la santé.

L'état contraire sera la maladie, c'est-à-dire le dérangement dans cet équilibre, l'altération de ces tissus, une modification anormale dans une ou plusieurs de ces parties. Le remède consistera donc à rétablir l'équilibre. Or, sera-ce en diminuant les forces du malade par des saignées que l'on parviendra à rétablir cet équilibre? Toutes ces drogues que l'on fait avaler au malade pourront-elles rétablir les propriétés vitales des tissus?

N'auront-elles pas, au contraire, pour effet immédiat d'altérer davantage ces tissus? Ne faudra-t-il pas plutôt, en augmentant la vitalité de l'organisme, aider la nature *à réagir* pour rejeter le mal qui sera venu apporter le trouble dans la constitution? Or, quel moyen plus simple, plus naturel, plus énergique que l'emploi de l'eau vive des montagnes, que l'exercice dans un air pur, vif, bien oxygéné; que l'usage d'une alimentation simple, fortifiante, pour produire cette réaction?

L'EAU, L'EXERCICE, L'AIR PUR, voilà les trois agents dont Priessnitz s'est servi pour produire des miracles.

Priessnitz, dont le génie s'est perfectionné par la pratique, a modifié complétement son premier traitement.

Dans le principe, n'ayant affaire qu'à des gens de la campagne, d'une constitution robuste, entièrement étrangers aux raffinements d'une civilisation fausse et énervante ; à des gens qui ne donnaient pas *tout* leur temps aux soins de la propreté, il a pu tailler en plein drap dans ces natures fortes et énergiques, et les a soumises aux transpirations journalières. Peu à peu, à mesure que sa réputation dépassait le cercle étroit où il agissait, où il guérissait, lui sont arrivés les malades épuisés par les médecins, saturés de drogues, affaiblis, énervés, dans un état désespéré. La première méthode curative ne pouvait plus convenir aux victimes des médecins, de la médecine, de la civilisation. Ces spasmes, ces vapeurs, ces maladies de nerfs, ces constitutions affaiblies, amollies par le luxe, ne pouvaient supporter le régime curatif dont se jouait l'organisation vigoureuse des campagnards.

Il changea complétement le mode de cure ; il supprima les transpirations et les remplaça par les draps mouillés. J'ai suivi pendant deux ans, dans quatre établissements différents de Belgique, de Suisse et de Prusse, le premier mode de traitement ; je me rappelle en frémissant tous les ravages qu'il avait apportés dans ma constitution, et comme je dois la fin de tous mes maux au deuxième mode de traitement réparateur, suivi pendant quatre ans à Græfenberg, je ne crains pas de proclamer l'incontestable supériorité du nouveau système. Il consiste dans l'enveloppement dans le drap mouillé, le bain froid, le frottement avec le drap mouillé, la ceinture demi-mouillée demi-sèche, et autres bandages, les bains de siége, de pieds, de tête, de jambes, de coudes, d'oreilles, d'yeux, etc., etc., la douche et le bain d'air.

Crises.

La guérison se manifeste le plus souvent par des crises plus ou moins apparentes. On nomme crise, tout état par lequel le corps cherche à se purifier des mauvaises matières qui désorganisaient ses différents tissus. Ainsi la maladie s'éteint par les excrétions urinaires (sable, poudre, dépôt), par les excrétions alvines (glaires, sang décomposé), par la perspiration insensible avec odeur très-forte de soufre, d'ail ; par les expectorations de nature très-variée : matières glaireuses, muqueuses, purulentes, sanguinolentes, noirâtres, jaunâtres, gluantes ; par des boutons, abcès, furoncles, dont la formation et l'éclosion durent de cinq à huit jours avec une fièvre assez forte et des douleurs très-vives. Une fois l'abcès ouvert, il s'échappe tantôt du mauvais sang décomposé (ces crises sont très-douloureuses), tantôt des matières putrides; dans le premier cas, aussitôt la matière sanguine échappée, la crise est terminée : par exception, elle peut durer un ou deux jours, rarement davantage ; dans le second cas, on recouvre d'un bandage mi-mouillé mi-sec la partie siége de l'abcès, et on pompe ainsi pendant plusieurs jours une assez grande quantité de mauvaises matières. A Græfenberg, l'apparition d'une crise était saluée avec reconnaissance, quelles que fussent les douleurs qu'elle apportât, parce qu'on y puisait l'espoir de la guérison ; enfin, elle se manifeste par l'apparition des éruptions cutanées. Toutes les parties du corps peuvent être le siége d'une éruption ; généralement le bas-ventre, par suite de la ceinture, est la région favorisée. Des matières fétides, jaunâtres, rougeâtres teignent le bandage, et l'eau dans laquelle on le lave est presque toujours très-salie. Plusieurs malades n'ont pas d'autres crises que celle-là.

J'ai eu le privilége (peu enviable) d'avoir subi tous les genres de crises sous toutes les formes, sans aucune exception, abcès, furoncles, sur toutes les parties du corps, de la tête aux pieds. Pendant très-longtemps mon corps a été une cornue où s'élaboraient les matières les plus infectantes, les plus empoisonnées, ma perspiration exhalait une odeur forte d'ail, de soufre, etc., etc. Pendant deux ans, j'ai eu les pieds enflés, couverts de bandages. Pendant six ans, j'ai, cinq à six fois par jour, renouvelé ma ceinture (leibbinde), et chaque fois l'eau du vase était salie et corrompue. Il est impossible de se faire une idée approximative de la quantité énorme de sales matières qui peuvent se loger, se cantonner dans le corps d'un homme civilisé qui a été, pendant dix ans, livré... aux médecins ! !

Drap mouillé (leintuch).

L'effet principal de l'enveloppement dans le drap mouillé est d'activer la peau, de fortifier les nerfs. Le drap mouillé appliqué pendant *dix à douze minutes* fortifie l'organisme ; le drap mouillé employé plus longtemps *endort, fatigue, énerve.* Dans la plupart des établissements prétendus hydropathiques, on a la funeste habitude de laisser le malade une demi-heure, trois quarts d'heure et même une heure dans le drap mouillé. C'est plus qu'une erreur, *c'est une mauvaise action*, car on peut conduire le malade à l'aberration mentale, et pour le moins, la santé du malade peut être gravement compromise. Je me suis assuré de ces divers effets ; c'est pour moi une vérité mathématique.

Pour fortifier et purifier le corps, on enveloppe le malade dans un drap mouillé, *tordu* (emmaillottement). En beaucoup de cas, on en emploie davantage (entièrement mouillés, *non tordus*) ; il y a des cas de fièvre où des malades ont pris, de suite, dix, vingt, trente, quarante draps mouillés. J'ai connu une jeune demoiselle atteinte de fièvre nerveuse, à qui Priessnitz a fait prendre *de suite soixante draps mouillés, dans l'espace de quelques heures*. Elle était chétive, mourante ; huit jours après, elle était charmante, pleine de force, de santé ! L'on comprend qu'il faut *une personne bien familiarisée avec les effets de l'eau*, pour distinguer les cas où telle cure est bonne, utile, nécessaire. L'art de guérir ne s'apprend pas plus dans les livres que la science de l'équitation. Il faut une pratique longue, il faut du tact, il faut le concours de plusieurs qualités qui, malheureusement, se rencontrent rarement dans le même individu. Priessnitz les avait toutes au suprême degré, voilà pourquoi il fut... Priessnitz !

En cas de délire, on emploie les draps entièrement mouillés, *fréquemment renouvelés*, suivis de longs bains dégourdis de 12 à 15° C., et on tient le malade couché dans le bain.

Grand bain froid.

L'usage général du grand bain fortifie l'organisme ; il convient aux personnes déjà fortes, qui se fortifient davantage par son emploi, au sortir du drap mouillé. Quant aux personnes *faibles* ou *excitées*, il vaut mieux, dans le commencement, s'en abstenir, et le remplacer par un frottement avec le drap entièrement mouillé (abreibung).

Bain de siége froid.

Le bain de siége à la température naturelle de l'eau de source, a pour effet de fortifier le bas-ventre et d'en éliminer la maladie. Il se prend de douze à quinze minutes, par exemple, dans le cas d'étouffements, de suffocations ; dans quelques cas on y reste vingt et trente minutes, par exception trois quarts d'heure ; on peut le prendre d'une heure dans le cas de colique, de dyssenterie, d'inflammation des parties sexuelles, ou de transport au cerveau. Je ne crains pas d'affirmer que, dans l'état de la civilisation actuelle, quatre-vingt-dix-neuf personnes sur cent devraient prendre chaque jour un bain de siége.

Dans quelques cas d'inflammation et de faiblesse, dans les maladies vénériennes, on prend le bain de siége dégourdi de 12 à 15° C.

Dans le cas de maladie du bas-ventre ou d'affection vénérienne, on a soin de mettre dans le baquet plus d'eau que lorsqu'on se propose seulement de fortifier le bas-ventre.

En cas de fièvre froide, de mal de cœur, de vomissement, on s'enveloppe entièrement du drap mouillé, et on s'assied ainsi dans le baquet.

Le bain de siége pris cinq minutes, le soir, *immédiatement* avant de se mettre au lit, est, dans tous les cas *d'impuissance,* infiniment préférable à n'importe quel aphrodisiaque, avec l'avantage de ne point altérer la santé !

Une ablution *locale à l'eau froide,* chaque matin, est la coutume la plus hygiénique, comme elle est également la plus astringente et la plus *fortifiante.*

La mère de famille la plus honorable, comme le Camélia le plus effréné, se trouvera beaucoup mieux de cette habitude simple et économique, que de toutes les eaux, liqueurs, que la spéculation des droguistes-parfumeurs impose à la crédulité et à l'ignorance de la plus belle moitié du genre humain.

Nul fard, nul cosmétique, nul pot de couleur, aucune liqueur astringente, ne valent quelques gouttes d'eau pure et froide.

A bon entendeur, salut!

Douche froide.

La douche a pour effet de provoquer les crises. On la suspend au moment de leur apparition, ou lorsque, par l'effet de la cure ou par tout autre motif, on se sent *trop excité.* La continuer dans ce cas serait dangereux.

Règle générale. — Il ne faut prendre la douche que lorsque la digestion est faite. Lorsque l'estomac fonctionne bien, on peut la prendre deux heures après le repas, elle est même fort agréable; mais si les fonctions digestives sont dérangées, etc., il vaut mieux attendre plus de temps avant de prendre la douche.

Quelques directeurs d'établissements hydropathiques font de la douche la base du traitement; c'est une bien grande erreur et qui dénote, de la part de ces praticiens, une profonde ignorance de la science de Priessnitz.

En principe, la douche excite. Il y a un *moment opportun* où on doit la prendre. L'employer auparavant, c'est provoquer les plus *grands désordres* dans la constitution du malade. S'il était permis de tenter des expériences *in animâ vili,* je m'engagerais, étant donné un sujet *très-bien portant,* par l'emploi seul de la douche, *à provoquer très-promptement l'affaiblissement de ses facultés mentales.* Comme on le voit, il ne faut pas jouer à *l'étourdie* avec ces moyens puissants d'hydropathie: extrêmement utile, salutaire, bienfaisante, quand elle est employée avec *tact et intelligence,* la douche devient un moyen *terrible de destruction,* lorsqu'elle est prise en temps inopportun.

Je ferai la même observation sur le traitement suivi dans les maisons de santé, d'aliénés, etc. Selon ma profonde conviction, il est impossible qu'aucun des malheureux enfermés dans ces établissements, et soumis à ce traitement irrationnel des douches, puisse jamais guérir. Leur maladie doit devenir incurable! Ce qu'il faut à ces êtres que Dieu, selon la croyance de l'Orient, a visités, ce sont des bains de siége d'une heure, plus ou moins répétés une à deux fois par jour; ce sont des bains de pieds froids de dix à douze minutes; c'est la ceinture mouillée (*tordue*) recouverte d'un bandage sec, portée continuellement, sans interruption, et renouvelée cinq à six fois par jour; c'est le bandage mouillé, continuellement porté autour de la tête, et renouvelé, selon les cas, tous les quarts d'heure, toutes les demi-heures, toutes les heures; ce sont des bains de tête froids de dix minutes, deux fois par jour; ce sont les promenades, pieds nus, sur l'herbe mouillée; c'est l'habitude d'avoir la fenêtre continuellement ouverte, jour et nuit; c'est le soin de ne jamais avoir une température au-dessus de 14° C. (l'hiver) dans la chambre, pendant le jour; c'est une vie réglée, active, simple; enfin c'est une série de pratiques hygiéniques dont la source était à Græfenberg, et qui, je le crains du moins, est trop opposée à tout ce qui s'est fait et se continue jusqu'à ce jour, pour avoir la chance d'être adoptée. Ma conscience m'imposait le devoir de dire ce que je crois être la vérité; ma voix sera-t-elle écoutée? Je ne l'espère pas; *vox clamantis in deserto!*

Bandages humides.

Il n'est peut-être pas une seule personne qui ne puisse, vingt fois dans sa vie, trouver l'occasion de faire usage de ce remède si simple, si bienfaisant. Un coup, un heurt, une contusion, une brûlure, une plaie, une blessure, une piqûre, une morsure, etc., peuvent se guérir en fort peu de temps par l'emploi seul des bandages mouillés.

On emploie la ceinture mi-mouillée (*tordue*) mi-sèche pour fortifier la digestion, l'estomac, le bas-ventre. On la renouvelle toutes les fois qu'elle est sèche ou échauffée. Lorsqu'on a fait usage quelque temps de cette ceinture, et qu'il arrive qu'on est obligé de la quitter momentanément, on se sent incommodé; des bouffées de chaleur montent au visage, on perd l'appétit, le sommeil, et on aspire au moment où l'on pourra reprendre cette chère ceinture. Inutile d'ajouter que ce *besoin* cesse avec la maladie.

Quelques philosophes anciens avaient placé l'âme dans le bas-ventre; Napoléon a dit à Sainte-Hélène que le ventre gouverne le monde. Quoi qu'il en soit, dans une foule de circonstances, c'est le siége de la maladie. Une vie sédentaire, casanière, de bureau, les jouissances raffinées de la table, l'abus des plaisirs vénériens (pendant le travail de la digestion), la colère, la jalousie, la peur, toutes ces causes si diverses, réagissent sur le bas-ventre, y apportent le désordre, y amassent de mauvaises étoffes; la circulation est troublée, la réparation des liquides, des solides est dérangée, diminuée, affaiblie; toute la machine souffre. Il y a malaise. Le médecin arrive avec ses drogues, ses sangsues, ses minéraux, le mercure, l'iode, — il produit la maladie : le médecin persiste; la maladie, qui se trouve très-bien du concours intéressé du disciple d'Esculape, se loge, se fixe. Le mal devient chronique. Les drogues sont absorbées, le malade est épuisé, et le médecin ne pouvant se débarrasser de la maladie, se débarrasse du malade en l'envoyant aux eaux, et l'Europe blasée voit cette cohue de malades, pauvres victimes de l'ignorance médicale, promener dans tous les établissements de bains ses douleurs, ses ennuis, ses mauvaises odeurs et sa mauvaise humeur! tandis qu'une *abreibung*, un bain de siége, un bandage, employés à temps, quelques verres d'eau pure, de l'exercice en plein air, auraient fait avorter le mal ! Mais que diraient les Diafoirus, les apothicaires, les droguistes, les marchands de sangsues?

Bain de tête froid.

En cas de chaleur de tête, ou de faiblesse des nerfs de la tête, on fait usage du bain de tête. Il se prend de dix à douze minutes. En cas de mal d'oreilles, on plonge chaque côté de la tête, successivement, pendant six minutes, dans un bassin d'eau froide.

Bain de pieds froid.

Lorsqu'à la suite d'une violente fatigue, on se sent affaibli, on peut se faire frotter tout le corps avec un drap mouillé (abreibung), puis prendre un bain de pieds froid (dix minutes), et tout sentiment de lassitude, de malaise cessera comme par enchantement. Le bain de pieds se prend aussi en cas de faiblesse de la vue, d'évanouissement, de vertige, de crampe, de perte séminale, d'étouffement, de suffocation. Ce bain, ainsi que le bain de tête, peut se prendre à toute heure, même au sortir de table, *sans le moindre inconvénient.* L'eau doit à peine monter jusqu'à la cheville.

Bain de rosée.

Se promener le matin de bonne heure, *pieds nus*, sur l'herbe mouillée, est une excellente habitude pour toutes les personnes dont la circulation est paresseuse, qui ont souvent les pieds froids, les pâles couleurs, qui éprouvent des *anomalies*, des modifications, des *retards*, des *suppressions*, qui souffrent de migraines, de maux d'yeux, d'oreilles, de dents, etc., etc.

A tout âge, l'enfant malade peut faire la cure, prendre un bain de siége dégourdi (18° C.). A deux, trois ans, il peut déjà prendre le grand bain froid.

MALADIES DE L'ENFANCE

Rhume.

Friction avec le drap mouillé trois fois par jour, pour remplacer le bain. Ceintures autour du ventre et de la poitrine. Le rhume peut être le plus souvent considéré comme une véritable crise, favorable à l'enfance.

Toux.

Même cure.

Coqueluche.

Enveloppement *successif* dans le drap mouillé, depuis deux jusqu'à quinze, jusqu'à ce que l'inflammation ait cessé, suivi d'un bain dégourdi. Bandages autour DU COU, de la poitrine.

Croup.

Même cure.

Dentition.

En cas de fièvre, employer les bandages (umschlæge) autour du ventre, de la tête. Bains de tête.

Fièvre froide.

Abreibung (frottement avcc le drap mouillé et tordu.)

Fièvre chaude.

Enveloppement dans le drap mouillé, à renouveler souvent, suivi du bain dégourdi, l'enfant malade se couchant dans la baignoire.

Colique.

Abreibung, longs bains de siége, lavements froids.

Constipation.

Lavements froids.

Rougeole.

Garder le lit pendant dix jours. Eviter les courants d'air, la répercussion; *umschlæge* (bandages) partout où il y a des boutons.

Petite vérole.

Beaucoup de draps mouillés. Trois fois par jour, bains dégourdis (18° C.).

Petits linges mouillés sur la figure, partout où il y a un bouton.

PREMIÈRE OBSERVATION.

Dans ce cas, comme dans plusieurs autres, j'ai eu l'occasion de constater d'une manière éclatante l'efficacité des moyens prescrits par Priessnitz.

A la fin de l'été de 1854, j'arrivais avec ma femme et mon enfant, âgé de deux ans, dans un endroit où la petite vérole sévissait sur les personnes de tout âge.

Ma femme fut d'abord prise d'une très-forte fièvre catarrhale. Je craignis ensuite une fièvre cérébrale. Elle se plaignait sans cesse de violentes douleurs de tête, la face était empourprée, les yeux congestionnés et les pieds glacés. Il m'est arrivé de lui frotter les pieds pendant *quatre heures* de suite, tantôt à sec, tantôt avec un linge mouillé, sans pouvoir parvenir à rétablir la circulation. Je ne cessai pas de combattre ce *raptus ad cerebrum* par des bandages sur la tête, sur le visage, fréquemment renouvelés, et des bouteilles échauffées sous les pieds.

Le quatrième jour, elle se plaignit encore davantage de ses douleurs de tête, et fut subitement prise d'une congestion cérébrale, suivie d'une syncope. Immédiatement je lui couvris le visage, la tête, de bandages complétement mouillés que je changeai toutes les minutes. Au bout de dix minutes, l'accès avait disparu, la pâleur avait succédé à cette violente coloration, le calme était revenu. Je l'enveloppai dans un drap mouillé, *tordu* (pendant dix minutes), que je renouvelai cinq fois de suite, et je la portai dans un bain dégourdi (18° C.) : quelques heures après, le corps se couvrait tout entier de petits points rouges. La petite vérole se déclarait. J'appliquai la cure prescrite ci-dessus : « Le matin, à midi, et le soir, deux draps mouillés, suivis chaque fois d'un bain dégourdi (18° C.), avec application de bandages autour du ventre, de la poitrine, du front, en un mot partout où un bouton apparut. Le premier drap mouillé, de dix minutes ; le deuxième, de douze à quatorze. » Je m'explique : à l'apparition des symptômes de la petite vérole, le corps devient une fournaise ardente : dix minutes dans le premier drap et douze dans le second, et quelquefois moins encore, suffisent pour amener la réaction. Mais lorsque l'éclosion a eu lieu, que les boutons sont devenus blanchâtres, en un mot que le mal est franchement déclaré, et que la chaleur du corps est considérablement diminuée, on peut laisser le patient douze minutes dans le premier drap et quatorze dans le second.

Une semaine n'était pas écoulée que ma femme était complétement rétablie, et quinze jours à peine suffisaient pour faire disparaître la moindre trace, le moindre vestige de cette maladie qui laisse souvent de si cruels souvenirs de son passage !

DEUXIÈME OBSERVATION.

Depuis mon arrivée, ma petite fille avait été prise d'un rhume de poitrine, avec toux, gêne de la respiration, fièvre, somnolence, inappétence. Quelques jours de cure avec bandages autour du ventre, de la poitrine, du col, et quelquefois autour du front, pour détruire quelques symptômes *de délire*, avaient suffi pour rétablir l'équilibre. Chaque fois, une très-forte éruption sur tout le corps avait constaté l'heureux résultat de la cure et permis d'espérer le retour de la santé. Il n'en fut rien : les mêmes symptômes se reproduisirent une deuxième fois. J'appliquai de nouveau la cure, et le même succès couronna mes efforts : l'appétit, le sommeil, les fraîches couleurs, l'humeur enjouée, tout me permettait d'espérer que le mal avait disparu. Vingt-quatre heures ne s'étaient pas écoulées que les mêmes symptômes reparaissaient avec plus d'intensité. La face était fortement colorée, les yeux congestionnés et les pieds glacés. C'étaient exactement les mêmes symptômes qui avaient précédé la maladie de sa mère. J'étais assis près du berceau de ma fille; sa face devient subitement rouge écarlate, ses yeux se convulsent et je la vois agitée de spasmes violents. Je m'empresse de demander un linge mouillé, et je la frotte sur tout le corps. Ses membres présentaient la roideur d'une barre de fer; sa figure était en proie à de violentes convulsions, une écume blanche et noire s'échappait de sa bouche crispée; les lèvres étaient bleues, elle ne pouvait ni pleurer, ni crier, ni parler. Des sons inarticulés me faisaient craindre à chaque instant d'assister au dernier soupir de ma chère enfant. Cependant (que Dieu soit béni !) je conservai toute ma présence d'esprit, et je fis renouveler trois fois le frottement avec le drap mouillé (abreibung). Dès le deuxième frottement, les symptômes devinrent moins alarmants ; au troisième, ils avaient disparu. Aussitôt je l'empaquetai dans le drap mouillé, que je renouvelai neuf fois de suite, puis je la baignai à 18° C., la portai un quart d'heure à l'air libre, puis la remis dans son berceau, le ventre, la poitrine et le col entourés de bandages. Quelques heures après, la petite vérole se déclarait; je fis usage de la même cure qu'avait suivie sa mère; c'est-à-dire deux empaquettements le matin, deux à midi, et deux le soir, suivis d'un bain dégourdi à 18° C. et de l'application des bandages.

Cette pauvre petite fut littéralement criblée de boutons de la tête aux pieds; elle fut aveugle trente-six heures! Une odeur fétide s'échappait de ses draps, bandages, etc. L'eau dans laquelle on les lavait était noire comme les ruisseaux de Paris.

La maladie suivit son cours, et le quinzième jour, un teint de lait et de rose (selon l'expression allemande) venait dissiper toutes nos émotions et donner une nouvelle preuve du génie de Priessnitz, puisqu'il avait suffi de deux lignes écrites, à moi, profane, étranger à toute étude médicale, pour obtenir deux guérisons complètes, dans ces deux circonstances difficiles où plus d'un homme du métier aurait peut-être échoué, s'il n'avait eu d'autres ressources que celles de l'allopathie.

J'oubliais de mentionner que, pendant que je la frottais, je crus reconnaître, dans ce hoquet entrecoupé de sanglots convulsifs, la présence du croup ; aussi j'enveloppai de suite son col et son front d'un *umschlag* (bandage mouillé, tordu et recouvert d'un linge sec), tout en continuant de frotter tout le corps. Ces symptômes alarmants disparurent comme par *enchantement*.

Les premiers jours, la chaleur du corps était si considérable, que je changeai les *umschlœge* toutes les demi-heures, *jour et nuit*. Plus tard, je mis une heure d'intervalle, et lorsque les boutons furent devenus blancs, je ne renouvelai les *umschlœge* que toutes les deux heures, jour et nuit.

Pendant toute sa maladie, mon enfant ne but que de l'eau fraîche (autant qu'elle en voulut) et ne se nourrit que de lait froid et de pain, en suivant *une gradation bien ménagée :* les premiers jours, quelques *bouchées*, en augmentant chaque jour, etc. Je me suis un peu étendu sur ces détails, pensant que tous les pères de famille qui, dans de telles circonstances, seront en *position* d'employer ces mêmes moyens de traitement, me sauront gré d'avoir donné toutes ces explications.

Engelures.

J'ai été témoin de guérisons extraordinaires dans ce genre. Des malades qui avaient les mains boursouflées, tuméfiées par les engelures, se sont bornés à appliquer des bandages (umschlæge), sur toute la longueur du bras, depuis le coude jusqu'au poignet. Au bout de quelques jours, les bras étaient devenus le siége de très-grandes éruptions avec suppuration de matières fétides, etc. Un mois ne s'était pas écoulé, que les mains avaient repris leur état naturel, et que toute trace d'engelures avait disparu. Ce remède bien simple peut être employé avec le plus grand succès dans nos colléges, où, l'hiver, les enfants souffrent tant de cette indisposition.

Si je ne me trompe, c'est une crise naturelle à l'enfance, une espèce d'exutoire du mauvais sang, des mauvaises humeurs, et il suffit d'aider la nature, d'après les moyens ci-dessus indiqués, pour s'en très-bien trouver.

MALADIES DE L'AGE ADULTE, ETC.

Mal de tête.

1° Se faire frotter tout le corps avec un drap mouillé (abreibung);

2° Prendre un bain d'air (luftbad) jusqu'à parfait assèchement;

3° Prendre un bain de pieds à l'eau de pompe, puits, etc., jusqu'à la cheville, pendant dix minutes;

4° Bandage mouillé autour de la tête, renouvelé aussitôt qu'il est échauffé ou sec; ceinture mouillée (*tordue*), recouverte d'un linge sec (leibbinde), à renouveler de même;

5° Boire plusieurs verres d'eau fraîche en se promenant.

Migraine.

La même cure que ci-dessus, sauf qu'au cas où la cause serait dans un désordre gastro-intestinal (indigestion, digestion pénible, etc.), on remplacerait le bain de pieds par un bain de siége de vingt à trente minutes.

Si le mal persistait, on répéterait la cure une deuxième fois dans la journée. Dans le plus grand nombre de cas, il cédera à la première opération.

Bourdonnement d'oreilles.

La même cure. Si le mal persiste, on fera usage des bains de tête.

Vertige, Étourdissement.

1° En se levant, friction avec le drap mouillé, bain d'air, bain de siége, bandages autour de la tête et du ventre, boire de l'eau fraîche, faire de l'exercice en plein air;

2° A midi, friction avec le drap mouillé, bain d'air, bain de pieds, bandages, se promener *nu-pieds* une demi-heure dans la chambre, les fenêtres ouvertes.

Boire de l'eau fraîche.

Promenade à l'air.

Scier du bois, faire des armes, de la gymnastique, monter à cheval (1).

3° A cinq heures, répéter la cure du matin.

Il n'est pas de mal de tête, de migraine, de *raptus ad cerebrum*, d'indigestion, etc., qui, pris au début, à *l'état aigu*, ne disparaisse comme par enchantement sous l'influence de ces pratiques aussi simples que faciles à accomplir.

Brûlure.

Friction avec le drap mouillé, compresses mouillées sur le siége du mal, *à renouveler très-fréquemment.*

Foulure, entorse.

La même cure que ci-dessus suffira pour dissiper immédiatement la douleur, prévenir l'engorgement des tissus et rétablir en quelques heures le jeu du membre lésé.

(1) Chaque cure doit être précédée et suivie d'un exercice, pour amener la réaction.

Rhume, Coryza, Catarrhe, Toux, Enrouement.

Rien de plus simple que de se guérir, en fort peu de temps, sans cesser de vaquer à ses occupations, d'un rhume ou coryza.

1° Se faire frotter avec le drap mouillé (*fortement tordu*) en se levant, après déjeuner et avant dîner (1) ;

2° Porter une ceinture mouillée (*tordue*), recouverte d'un linge sec, que l'on renouvellera toutes les fois que le linge mouillé (en contact immédiat avec la peau) sera devenu chaud ou sec.

Boire beaucoup d'eau fraîche et faire de l'exercice à l'air.

Il arrive souvent qu'un fort rhume de cerveau (coryza) fait éprouver des frissons au sortir de table. — Dans ce cas, on prendra avec avantage l'*abreibung* (frottement avec le drap mouillé, tordu) *en se levant de table*. Le frisson se dissipera sur-le-champ. — *Cette pratique est sans le moindre danger. Experto crede Roberto*. Bientôt une foule de mucosités s'échapperont, et le rhume sera guéri.

Si le siége du mal est à la poitrine, on fera bien d'envelopper également cette partie d'un bandage mouillé (*fortement tordu*) recouvert d'un deuxième bandage sec.

On boira beaucoup d'eau fraîche et on fera de l'exercice à l'air.

Au bout de deux à trois jours, la fièvre sera dissipée, la toux ne fatiguera plus le patient, et le *rhume sera mûr*, ce qui se traduira par une expectoration abondante. Un rhume négligé peut produire de grands désordres dans l'économie ; c'est la cause de presque tous les *asthmes* qui viennent empoisonner l'existence de milliers d'individus.

Si, par un motif quelconque, on n'avait pu, *dès le début*, employer le traitement ci-dessus indiqué, et que le mal eût fait des progrès (fièvre, respiration difficile, insomnie, forte toux), on ferait la cure suivante :

(1) N. B. Il faut être frotté ou frictionné avec la main ou les deux mains *à plat* sur le drap mouillé ; de cette manière, la peau n'est pas lésée.

Trois fois par jour, le matin à six heures, à onze heures et à quatre heures, on sera, deux fois de suite, enveloppé dans le drap mouillé (*fortement tordu*), recouvert de la couverture de laine ; — la fenêtre sera ouverte ; — on restera dix minutes dans le premier drap et douze minutes dans le second. — Puis, la fenêtre étant préalablement fermée, on s'assoira dans un grand bain à 12° C., où *cinq, dix ou quinze minutes* (selon la gravité du mal, la nature du malade, son âge, etc.), on se fera frotter sur tout le corps, du cou aux pieds, avec l'eau de la baignoire.

On se séchera avec un drap sec, on s'enveloppera le ventre et la poitrine de bandages (voir plus haut), on boira de l'eau fraîche et l'on fera de l'exercice à l'air. — La toux la plus pénible cédera à quelques jours de ce régime hydropathique.

Je crois qu'en beaucoup de circonstances, un rhume de cerveau ou de poitrine est une crise naturelle qui vient purifier l'organisme. — L'homme robuste, laborieux, se guérira le plus souvent en continuant son travail. — Les forces, en se renouvelant par le travail lui-même, peuvent suffire à aider la nature dans sa *réaction* contre le mal. — Il n'en sera pas de même chez l'homme civilisé, l'homme du monde, des affaires, des plaisirs, dont le travail musculaire est nul ou presque nul. — Cet homme a besoin d'une *force en plus pour réagir contre le mal.* Ce sera l'effet certain de la pratique hydropathique ci-dessus indiquée.

Si le mal était déjà chronique, il faudrait continuer ce traitement jusqu'à parfaite guérison. — Elle est inévitable.

Mal de gorge, Esquinancie.

1° Le matin et le soir, on prendra, chaque fois, un ou deux draps mouillés, de dix à douze minutes, et l'on se fera frotter avec un drap mouillé (abreibung) ;

2° On mettra un bandage mouillé (*tordu*), recouvert d'un

bandage sec, 1° autour du ventre, 2° autour de la gorge. *Il faut éviter que l'air ne pénètre à la gorge*, ce qui veut dire qu'il faudra envelopper la gorge avec soin ;

3° On boira de l'eau fraîche, et l'on fera de l'exercice à l'air.

Quelques jours de ce traitement amèneront soit des expectorations de matières concrètes, jaunâtres, verdâtres ; soit une éruption autour de la gorge ; ce sera la guérison ;

4° A midi, on se contentera de se faire frotter, pendant cinq minutes, tout le corps avec un drap mouillé. Il faut que la chaleur du corps devienne uniforme, que les pieds soient spécialement frottés jusqu'à ce qu'ils soient chauds. On mettra les bandages autour du ventre, de la gorge ; on boira de l'eau fraîche, et l'on aidera le travail de la nature par l'exercice, le mouvement, le travail à l'air.

Coliques.

1° Frottement avec le drap mouillé ;

2° Bain de siége froid pendant vingt à trente minutes ;

3° Bandages autour du ventre ;

4° Boire de l'eau froide ;

5° Exercice à l'air, mouvement, travail.

Selon le mal, on répétera cette cure deux à trois fois dans le jour. — Il n'est pas probable qu'il faille plus de deux jours pour que l'on soit entièrement guéri. — On peut également prendre un, deux ou trois lavements d'eau froide, soit immédiatement après le frottement (abreibung) et avant le bain de siége, soit une heure auparavant. L'effet sera très-efficace dans l'un comme dans l'autre cas. L'opportunité du moment dépendra de l'état du malade, de sa force, etc. On peut également boire, pendant le bain de siége, deux à trois verres d'eau fraîche. Il y a des cas où il sera utile de frotter avec l'eau du bain de siége le bas-ventre du malade. On peut également remplir un verre avec l'eau du bain et le vider doucement sur le bas-ventre du patient. Cette pratique, répétée plus ou moins de fois, portera le calme sur le siége de la douleur, et aidera la dissolution des mauvaises matières dont la présence dans le tube intestinal cause le désordre, occasionne la douleur. C'est surtout pendant la saison des fruits que ces indispositions sont le plus fréquentes ; des fruits non mûrs, indigestes, de qualité malsaine, n'ayant pu être utilement employés à l'œuvre de l'assimilation, viennent troubler l'harmonie des fonctions digestives. Il faut aider l'organisme à se débarrasser au plus vite de la cause de ce désordre, et profiter de la leçon que donne la nature, ACTIVE ET INTELLIGENTE, pour mieux surveiller sa nourriture. L'homme est, dit-on, un animal raisonnable, supérieur à tous les êtres de la création. Pourquoi est-il cependant le seul qui s'indigère, qui s'enivre, qui s'épuise par toute sorte d'excès? Cet oiseau gracieux qui mange et boit pour satisfaire aux lois de son organisation, toujours sain, léger, vif, insouciant des besoins du lendemain, car il sait... « qu'aux petits des oiseaux IL donne la pâture ; » accessible, comme l'homme, aux douces émotions du cœur, plus heureux que lui, puisque ses forces ne trahiront jamais ses désirs de bonheur dont il jouira dans la limite prescrite par la nature, est-il réellement *moins raisonnable* que l'homme? Pour ma part, j'en doute fort...

Gastralgie, Gastro-entérite.

1° Matin et soir, deux draps mouillés (enveloppement) dix et douze minutes ;

2° Grand bain froid;

3° Bain d'air;

4° Ceintures mouillées, etc., etc. ;

5° Boire de l'eau fraîche ;

6° Exercice à l'air, mouvement, travail.

A midi, remplacer les draps mouillés (enveloppement) par le frottement du corps entier avec un drap mouillé (abreibung), suivi du bain d'air et d'un bain de siége (quinze à vingt minutes) à la température ordinaire de l'eau de pompe ou de puits.

On devra manger froid autant que possible. — Il s'agit de fortifier l'estomac débilité par une cause quelconque. — Un régime sain est plus que jamais nécessaire. L'usage du lait caillé, du pain bis et de l'eau fraîche, à déjeuner, produira les meilleurs effets.

Point de côté.

Le frottement avec le drap mouillé, suivi d'un bain de siége, deux à trois fois par jour, avec application de bandages autour du ventre, amènera une très-prompte guérison. — Pris au début, le mal ne résistera pas plus de deux à trois jours.

Asthme, Congestion pulmonaire.

Si l'on prend le taureau par les cornes, il suffira de quelques draps mouillés (enveloppement), suivis de bains *froids* (1), ou dégourdis à 10° C., avec bandages autour du ventre et de la poitrine; boisson d'eau fraîche, exercice à l'air, pour rétablir l'harmonie, l'équilibre. — Lambinez, atermoyez, faites-vous saigner, appliquez des sangsues, avalez des drogues; en un mot, contrariez *bêtement* le travail de la nature, et neuf fois sur dix, si vous ne passez pas de vie à trépas *par raison démonstrative*, vous traînerez une existence déplorable, oppressés par l'asthme, tenaillés par le catarrhe et réduits à réfléchir à l'efficacité de la science doctorale, ce dont le Tout-Puissant vous préserve, cher lecteur et aimable lectrice!!!

(1) Selon la nature du malade, ses forces, son âge, etc., etc.

Fièvres froide, chaude.

Froide. — Plusieurs *abreibungen* (frottements) avec le drap mouillé (*tordu*) et la ceinture, rétabliront la circulation, momentanément interrompue par suite d'un refroidissement, etc.

Boire de l'eau fraîche et faire beaucoup d'exercice à l'air.

Chaude. — Le frottement avec le drap mouillé (*non tordu*), *entièrement mouillé*, répété trois fois par jour, amènera le même résultat. Mais si l'accès de fièvre chaude était très-fort, il faudrait avoir recours à l'enveloppement dans les draps mouillés, en n'y *restant que le temps nécessaire pour échauffer le drap*. On prendrait autant de draps mouillés consécutifs que la fièvre durerait. Quelquefois, sept à dix draps mouillés suffiront pour *tuer la fièvre*. Dans d'autres cas, il en faudra peut-être vingt. J'ai vu des malades en prendre jusqu'à quarante. La matière est délicate, je l'avoue, et exige les conseils d'une personne bien familiarisée avec ce mode de traitement.

On prendra ensuite un grand bain d'eau froide, où l'on se frottera et fera frotter de une minute à deux ou trois minutes, cela dépend de l'état du malade, de la température de l'eau, etc. Ce que j'affirme, c'est que l'accès de fièvre le plus fort cédera en *très-peu de temps* à ce traitement *convenablement employé*.

Menstrues, anomalies.

L'enveloppement dans le drap mouillé, les grands bains froids, la ceinture, les frottements avec le drap mouillé, les bains d'air, les bains de siége, les bains de pieds, la promenade (pieds nus) sur l'herbe mouillée, l'exercice à l'air, le mouvement, le travail, une vie active, un régime sain et simple, voilà ce qui aidera l'organisme à reprendre naturellement son équilibre. J'ai vu, et j'ai fait moi-même des cures intéressantes en ce genre. Je suis convaincu qu'il suffit d'employer ces pratiques simples, applicables en tous pays, en toutes saisons, pour prévenir et corriger un état anormal dont les conséquences sont toujours dangereuses pour la santé. Une vie sédentaire, oisive, chez un sujet lymphatique dont la circulation est peu active, sont les causes premières de cette anomalie.

Fortifiez la fibre musculaire, activez la circulation des fluides sanguins et nerveux, enrichissez le sang, divisez la lymphe, combattez la prédominance du système adipeux, relevez cette jeune plante qui s'affaisse, étiolée, sur sa tige; transportez-la sur un terrain baigné des rayons du soleil, caressé par un air pur, vivifiant, et vous verrez bientôt la fleur s'épanouir et devenir apte à donner les fruits les plus savoureux.

Suppression, irrégularité.

Le matin, de bonne heure, deux draps mouillés, de dix et douze minutes; le grand bain froid, bain d'air, la ceinture, eau fraîche prise en boisson, exercice à l'air;

Scier du bois (1), monter à cheval, faire de la gymnastique.

A midi, frottement du corps avec le drap mouillé, bain de siége d'une demi-heure, asséchement, ceinture, boire de l'eau fraîche, exercice à l'air.

A cinq heures, frottement avec le drap mouillé, bain de pieds de dix minutes (ne pas dépasser la cheville).

Hémorrhoïdes.

Trois fois par jour, frottement avec le drap mouillé, bain d'air, bain de siége froid de vingt minutes, ceinture, eau fraîche prise en boisson, beaucoup d'exercice à l'air pur, et il n'y a pas de sujet hémorrhoïdaire qui, en trois mois, ne soit délivré de

(1) Il ne s'agit pas ici de *faschion*, de *mode*, de *cant*; il s'agit DE LA SANTÉ!

cette affreuse maladie, fille corrompue d'une civilisation contre nature.

Cet homme, assis le jour entier à son bureau; cet ouvrier, qui jour et nuit paralyse le jeu naturel de ses extrémités, pour satisfaire les vains caprices de la mode; cette pauvre jeune fille, qui, pendant les belles journées du printemps où la nature réveillée appelle aux champs la tribu cloîtrée pendant l'hiver, à l'époque où le sang bouillonne, où la séve circule plus agitée, où le chant des oiseaux, le parfum des fleurs, la voix mystérieuse des forêts, le murmure du ruisseau, où tout dans la nature vous invite au mouvement, à la marche... se condamne forcément à la vie de l'atelier, le dos courbé, la poitrine comprimée, pour produire ces mille riens, ces futilités de la mode qu'un caprice inventa et qu'un nouveau caprice a déjà remplacés; ces hommes, cette jeune fille peuvent-ils jouir d'une santé forte et robuste?

Hélas! les hémorrhoïdes, les constipations, les anomalies dans la menstruation, les phthisies, les obstructions des viscères, et cent autres désordres, voilà ce qui attend ces victimes de la civilisation! — Mille fois mieux vaut la vie des peuples non civilisés!

Toutes les personnes astreintes à une vie sédentaire devraient, en se levant, prendre une *abreibung* (frottement avec le drap mouillé), puis un bain de siége de vingt minutes, boire un verre d'eau fraîche et faire un peu d'exercice à l'air.

Un lavage à l'eau froide, suivi d'un bain d'air et d'un bain de pieds (à l'eau de pompe), et de dix minutes d'exercice *pieds nus* dans la chambre, avant de se mettre au lit, serait le meilleur *antidote* contre le poison de cette vie sédentaire. Cela n'empêcherait pas *les habitués* d'aller, auparavant, faire leur partie de dominos au café ou à l'estaminet.

Il serait plus logique que l'homme qui a passé sa journée assis, sans mouvement, fît le soir quelques exercices. — Si l'hygiène était généralement comprise, il devrait y avoir dans chaque quartier de Paris une *académie* où, de sept heures du soir à onze heures, des cours d'équitation, de kinésie, de gymnastique, d'escrime, de lutte, fussent suivis par cette armée civile d'employés, d'hommes de bureau, d'avoués, de notaires, d'avocats, etc., etc. Fortifier l'action musculaire, développer les forces physiques, activer la circulation, entretenir l'harmonie dans les rouages multiples de la machine animale, combattre les prédispositions fatales de *la vie sédentaire,* qui se traduisent en migraine, ophthalmie, cécité, gastralgies, constipation, hémorrhoïdes, obstruction des viscères, obésité, etc., me semblerait préférable aux habitudes sociales de l'époque actuelle (cafés, cercles, clubs, etc.).

Le repos, pour l'artisan, l'ouvrier, c'est la cessation du travail musculaire.

Il peut, il doit se reposer. Pour l'homme qui mène une vie sédentaire, dont le travail est intellectuel, le repos devrait être l'exercice, le mouvement, le travail musculaire. La santé, l'équilibre, sont à ce prix.

Boutons, Éruptions cutanées, Dartres farineuses.

La nature est active et intelligente, ai-je déjà dit; pourquoi l'homme n'imiterait-il pas la nature? Par une cause quelconque, transmise par hérédité, ou acquise par accident, une jeune personne a un principe vicieux dans le sang, dans les humeurs : sous l'influence de la force vitale, de la saison, de quelques exercices tels que la danse, la promenade à la campagne, l'équitation, la natation, la gymnastique, ces principes viciés, ces mauvaises étoffes tendent à sortir et se montrent à la périphérie du corps. Que faut-il faire? Aider la nature dans son travail d'épuration. Que fait un horloger chargé de réparer une pendule, une montre dont le mouvement régulier est altéré? Il *nettoie* les rouages, les débarrasse de la cause perturbatrice, et se garde bien d'augmenter le désordre, en versant dans la boîte de la montre *des liquides plus ou moins corrosifs, des matières plus ou moins grasses.* Quel effet produisent les cosmétiques, les pommades appliquées sur la peau? *Ils arrêtent l'évolution de la nature, et en bouchant les orifices où le mal se présentait de lui-même pour sortir, ils le répercutent, le refoulent et le fixent dans l'intérieur.* De là naissent les palpitations, les congestions pulmonaires, les asthmes, les phthisies, les suppressions des menstrues, et mille autres accidents tout aussi graves.

Un bouton se présente, tant mieux, désirez qu'il s'en présente cent autres. Quelques jours, quelques semaines de pratique hydropathique vous aideront à vous purifier entièrement de cette cause morbide que vous ignoriez jusqu'alors. *Cacciate inimicos, chassez l'ennemi,* sous peine d'en devenir la victime.

Vomissements.

L'estomac n'est pas disposé à broyer des minéraux, et il rejette ce qui lui est antipathique. Aussi l'eau chaude, l'émétique et mille autres poisons provoquent-ils le vomissement au préjudice de l'ordre fonctionnel de l'organisme. Il est infiniment plus simple et plus sain de prendre quelques bains de siége, de boire plusieurs verres d'eau fraîche, de porter la ceinture mouillée. L'eau froide divisera ces matières glaireuses qui tapissent la muqueuse de l'estomac, et le fera d'autant plus vite qu'elle fortifiera l'organe. L'eau chaude, en débilitant l'estomac, affaiblit l'organisme, tandis que l'eau froide le fortifie.

Douleurs de reins.

Les draps mouillés, les bains de siége, la ceinture, l'exercice à l'air, l'eau froide prise en boisson, détruiront plus aisément, plus promptement et d'une manière plus certaine la cause du mal, — provînt-elle d'une inflammation, d'une congestion, des suites de la syphilis, des conséquences d'un traitement mercuriel, iodique, etc., —que ne pourront le faire toutes ces médications propres tout au plus à aggraver le mal.

Tout se transforme ici-bas. Qu'attendent les entrepreneurs des bains publics pour suivre la loi du progrès? Qu'ils remplacent leurs baignoires par de larges vannes, de quatre à cinq pieds de profondeur, continuellement alimentées par un courant d'eau fraîche et pure. Qu'ils éteignent leurs fourneaux. Plus de serviettes, de peignoirs chauds! Des canapés où l'on puisse venir s'envelopper dans le drap mouillé, des cuves disposées pour bains de siége et bains de pieds. Que leur personnel s'initie à la pratique de l'hydropathie (enveloppement dans le drap mouillé, frottement avec le drap mouillé, application de la ceinture, etc.).

Il ne faut pas être un grand prophète pour affirmer que le premier qui prendra à Paris ou dans une grande ville l'initiative de cette utile réforme, est assuré d'un immense succès. Le coche d'Auxerre, le coucou ont disparu. Les bains chauds ont fait leur temps. Partout de l'eau froide, des fontaines pures et bienfaisantes! Qui sait s'il ne sera pas *de mode* de vouloir enfin se bien porter?

Flueurs blanches.

Le matin, enveloppement dans le drap mouillé, grand bain, bain d'air, ceinture, boisson d'eau fraîche, exercice à l'air.

A midi, frottement avec le drap mouillé (abreibung).

Bain de siége de quinze à vingt minutes, ceinture, boisson d'eau fraîche, exercice à l'air.

A cinq heures, enveloppement dans le drap mouillé.

Lavage avec un drap mouillé, bain d'air, ceinture, plusieurs verres d'eau fraîche, exercice à l'air.

On évitera avec le plus grand soin les aliments chauds. Je conseille l'usage du lait caillé à déjeuner, avec deux verres d'eau fraîche. Fortifier l'estomac, rendre les fonctions digestives plus faciles, donner du ton au système nerveux, c'est détruire le principe de la maladie. — Il n'y a pas d'effet sans cause.

Pertes séminales, Pollutions.

Le matin, de bonne heure (à cinq heures en hiver, à quatre heures et même, selon l'occurrence, à trois heures en été), enveloppement dans le drap mouillé pendant dix minutes.

Grand bain, bain d'air, ceinture, eau fraîche à boire, exercice à l'air (promenade à la campagne, travaux du jardinage).

Éviter toute contention d'esprit, *toute cause d'excitabilité.*

A midi, frottement avec le drap mouillé.

Bain de siége de vingt minutes, jeter ou faire jeter de l'eau du baquet sur la région lombaire, faire frictionner avec la main mouillée la colonne vertébrale de haut en bas. Porter la ceinture mouillée, boire de l'eau fraîche, et faire de l'exercice à l'air pur.

A cinq heures, frottement avec le drap mouillé.

Bain d'air de cinq minutes, bain de pieds de dix minutes, ceinture, boire de l'eau, exercice.

Se coucher à neuf ou dix heures et se lever de bon matin. Il arrive souvent que les personnes sujettes à cette maladie ont l'habitude de se réveiller de bonne heure et de se rendormir; c'est ordinairement pendant le second sommeil que ces accidents se produisent. C'est pour les prévenir qu'il est bon de faire la cure de très-bonne heure et d'aller respirer l'air pur du matin.

Les exercices du corps, gradués selon la force du malade, en faisant prédominer le système musculaire, aideront à rétablir l'équilibre. — La moelle épinière peut, à la longue, se trouver affectée, lésée par cette cause incessante d'épuisement. De funestes habitudes, comme l'a remarqué Tissot, les suites de la syphilis, d'un traitement mercuriel, iodique, etc.; des congestions locales de la vessie, peuvent être les causes premières de cette dangereuse affection.

Priapisme, Nymphomanie, Hystérie.

Le même traitement, employé dans les mêmes conditions, suffira pour détruire cette excitabilité anormale. Au contraire, si le sujet est vigoureux, sain, étranger aux *causes* mentionnées plus haut, il devra, selon l'opinion de Priessnitz, se marier; ce sera le régime le plus simple, le plus naturel et le plus agréable à suivre.

Rhumatismes, Goutte.

L'enveloppement dans le drap mouillé, le frottement avec le drap mouillé, le bain d'air, les bains de siége, la ceinture, les bandages locaux, l'eau fraîche prise en boisson, les exercices du corps, la douche *prise en temps opportun*, amèneront bientôt la guérison.

Maux d'oreilles.

Les mêmes moyens, combinés avec les bains de pieds, les bains de tête de douze minutes : six minutes sur la partie gauche, six minutes sur la partie droite de la tête; les bandages enveloppant les oreilles, suffiront, si le mal est aigu, pour le détruire en quelques heures. Si le mal est chronique, il faudra un peu plus de temps, mais la guérison n'en est pas moins certaine.

Maux de dents.

Il arrive souvent, pendant le traitement hydropathique, que *les mauvaises étoffes*, provoquées par la loi d'action et de réaction à abandonner la place où elles s'étaient établies, n'étant pas encore suffisamment divisées pour s'échapper par les émonctoires naturels, viennent occuper momentanément une nouvelle partie du corps. Les gencives ont le privilége d'être souvent ce lieu momentané de refuge. — Des bains froids de la nuque, d'une demi-heure à une heure ; de l'eau froide ou dégourdie (selon le cas), que l'on conservera dans la bouche quelques secondes, et que l'on renouvellera dès qu'elle se sera échauffée, calmeront et souvent dissiperont la douleur. Si la dent était cariée, le meilleur remède serait, comme toujours, le baume d'acier.

Ophthalmie (Inflammation, Congestion).

Si le mal est occasionné par un heurt, un refroidissement, l'excès du travail, les veilles prolongées, la fatigue, etc., quelques frottements avec le drap mouillé, les bains de pieds, la ceinture, les bandages autour de la tête, sur la nuque, sur la partie malade, les bains de tête, les bains de siége, dissiperont le mal très-promptement. Si le mal, par négligence, par l'effet d'un traitement irrationnel, tel que l'usage des emplâtres, pommades, émissions sanguines, drogues, médecines, est devenu chronique, il faudra persister, et la guérison ne se fera pas attendre. Si le mal n'est que symptomatique, le résultat d'un désordre dans l'organisme (altération du sang, des humeurs), il faudra nécessairement détruire la *cause du mal*. — Tel sera le but du traitement hydropathique. Mais dans les trois cas susmentionnés, quel effet utile produira l'oculiste agissant sur l'œil malade? Une foule de malheureux devenus aveugles peuvent répondre à cette question.

Obstruction des viscères abdominaux.

Les obstructions du foie, de la rate, les engorgements intestinaux cèdent à un traitement hydropathique convenablement employé. J'avoue que la théorie que l'on acquiert dans un livre peut être souvent insuffisante. Il est besoin, dans des cas graves, compliqués, de s'appuyer sur une pratique éclairée. Je dis ce qu'il faut faire, mais je ne puis relater les mille circonstances qui, nécessairement, se présenteront pendant le cours du traitement. Des congestions locales à combattre immédiatement, des crises, mouvements précurseurs de la guérison, qu'il faut savoir diriger pour ne pas contrarier le travail de la nature, tout cela exige une longue pratique, une expérience consommée des effets produits par l'eau froide.

Maladies syphilitiques.

Les mêmes moyens généraux, sauf que les bains de siége (voir plus haut l'article *Bains de siége*) ne seront pas froids, produiront les mêmes résultats, c'est-à-dire la guérison.

Une observation importante à faire, c'est que la guérison sera d'autant plus longue que le malade aura été précédemment plus *empoisonné* par le mercure, l'iode, etc. Priessnitz a mille fois constaté (Græfenberg n'était pas un bercail hanté seulement par l'agneau sans taches) qu'il fallait *d'abord attendre que tous ces poisons prescrits par l'impéritie des médecins, ingurgités par la crédulité des malades*, FUSSENT ENTIÈREMENT SORTIS DU CORPS, POUR QUE LA VERTU DE L'EAU PUT AGIR SUR LE VIRUS SYPHILITIQUE.

Bien souvent on a constaté dans les divers établissements d'Allemagne et de Suisse (j'en ai été le témoin oculaire), la présence du mercure dans les draps mouillés.

Nombre de fois j'ai vu reparaître sur des personnes bien persuadées d'avoir été radicalement guéries par le mercure, les accidents syphilitiques.

Un *écoulement*, la présence *d'efflorescences locales*, venaient détruire leur illusion. Je me hâte de dire que le mal redevenu *aigu* disparaissait promptement cette fois pour ne plus jamais revenir. J'ai connu des malades qui, sous l'influence du traitement hydropathique, voyaient apparaître DES MALADIES SYPHILITIQUES QU'ILS CROYAIENT GUÉRIES DEPUIS VINGT ANS. Grand était leur étonnement en entendant Priessnitz leur expliquer que cette foule de malaises, d'indispositions dont ils avaient souvent souffert, sans *cause apparente*, n'était que la conséquence de cette ancienne maladie, *répercutée*, *coupée*, selon l'expression médicale. Ma conviction est inébranlable sur ce point. Je dis hautement que, dans notre état actuel de civilisation, sous l'empire des fausses doctrines médicales qui dominent, IL N'Y A PEUT-ÊTRE PAS UN INDIVIDU, PAS UN SEUL, QUI NE PORTE DANS SON CORPS, SOIT PAR HÉRÉDITÉ, SOIT PAR SA FAUTE PERSONNELLE, LE GERME DE CE FLÉAU ! ! !

Toutes ces affections nerveuses qui affligent la société actuelle n'ont peut-être pas d'autre cause. Du reste, l'expérience n'est pas difficile à faire. Que quiconque doutera de mes paroles essaye pendant quelque temps du traitement hydropathique (D'APRÈS LA PRATIQUE EXACTE DE PRIESSNITZ), et il lui sera facile de se convaincre bientôt de la vérité de mes assertions.

Chaque fois que je vois un homme, dans l'âge mûr, souffrant des yeux, le nez bourgeonnant, atteint d'une surdité, se plaignant de douleurs aux reins, de mal de dents, de rhumatismes, etc., etc., je m'écrie aussitôt : « La syphilis et le mercure ont passé par là ! »

Névralgie, Névrose.

Fortifier l'organisme, le système musculaire, calmer la susceptibilité, l'irritabilité du système nerveux, activer, régler, équilibrer la circulation sanguine et nerveuse, voilà ce que l'on doit attendre d'un traitement hydropathique bien fait.

Impuissance.

Le traitement sera subordonné aux causes du mal. Est-ce la suite d'affections syphilitiques répercutées? le résultat des désordres apportés par des médicaments dangereux (calculs, congestions, inflammations, hémorrhoïdes)? l'enveloppement dans le drap mouillé, matin et soir, le bain de siége à midi, seront la base du traitement. Est-ce la suite de la fatigue, de l'épuisement? les bains de siége (et surtout le *repos*) joueront le principal rôle. Est-ce une atonie momentanée? je l'ai dit au commencement de cette brochure, un bain de siége de cinq minutes, avant de se mettre au lit, produira des merveilles.

Mais il ne faudrait pas abuser du remède. A force de vider l'amphore, contînt-elle de l'ambroisie, du nectar, l'on arriverait... à néant!

Ankylose, Boiterie, Paralysie, Éléphantiasis.

J'ai vu des cas extraordinaires de guérison de ces maladies.

L'hydropathie a guéri, à Græfenberg, *toutes les maladies qui affligent notre pauvre humanité.* Elle peut les guérir encore, à condition que l'on suive *exactement*, *méthodiquement* les principes de Priessnitz. Voulez-vous, me dira-t-on, rendre la science immobile?

Non, mille fois non. — Mais je ne crois pas que la nature soit prodigue de ses dons, je ne crois pas qu'elle crée tous les jours un génie, dont l'organisation privilégiée, supérieure, vienne répandre la lumière de la vérité sur nos intelligences débiles.

Dans l'ordre moral, comme dans l'ordre scientifique, le

devoir de l'homme de bon sens est de suivre, dans la limite de ses facultés, la doctrine enseignée par ces intelligences d'élite qui, de loin en loin, s'épanouissent ici-bas. Qu'un génie nouveau, supérieur, apparaisse et fasse luire une lumière nouvelle, plus radieuse, et je deviendrai son disciple. Dans la question qui nous occupe, j'attendrai que toutes les académies de médecine du globe aient produit cet homme, pour déserter la doctrine bienfaisante de Priessnitz.

Fièvre cérébrale. — 3e Observation.

Un jeune homme, atteint d'une fièvre cérébrale, avec délire, était venu se faire soigner dans sa famille habitant la campagne. Après six semaines d'un traitement allopathique suivi infructueusement, il fut abandonné de son médecin et livré à la grâce de Dieu. C'est ce qui pouvait lui arriver de plus heureux. Sur ces entrefaites, sa sœur fut atteinte du même mal. Elle me fit appeler et désira suivre un traitement hydropathique. — Sa face était empourprée, les yeux congestionnés, les pieds glacés ; il y avait insomnie, inappétence. Je lui prescrivis la cure qu'elle devait suivre (1), et au bout de quatre jours j'avais attiré la maladie aux extrémités. Les pieds, les jambes étaient tuméfiés, la tête était libre, la face pâle. Je modifiai la cure. Bientôt, tout son corps fut le siége d'une grosse éruption ; je la fis couvrir de bandages (umschlæge). Je fus obligé de m'absenter et partis ne doutant pas d'une prompte guérison. On m'avait laissé ignorer que cette jeune personne avait ses menstrues au début de sa maladie, et tout naturellement elles avaient été supprimées. Je lui fis suivre une cure *ad hoc*, et au bout d'un mois, l'appétit, le sommeil

(1) Enveloppements dans le drap mouillé, grands bains froids, bains d'air, bains de siége, bains de pieds, promenades pieds nus sur le gazon, la ceinture, etc.

étaient revenus ; tout accident avait disparu, et cette jeune personne était devenue la plus jolie, la plus saine et la plus fraîche de son *endroit*, au grand déplaisir de ses bonnes amies. Son frère finit cependant par vaincre la maladie et se leva pour faire place à son père atteint du même mal. Un médecin fut appelé, et le cinquième jour, la maladie aidée du médecin avait enlevé le malade. Le père était mort !

Une partie gelée.

Il faut baigner plusieurs fois par jour la partie gelée avec de l'eau dégourdie à 12° C., et y appliquer un bandage (umschlag) que l'on renouvellera cinq à six fois par jour et que l'on portera jusqu'à complète guérison.

Une partie paralysée.

Faire usage des *abreibungen* mouillés (1) (frottements avec le drap mouillé). Aussitôt qu'il se manifeste du mieux, employer l'enveloppement dans le drap mouillé et les bains dégourdis.

Congestion au cerveau.

Bandages autour de la tête et du ventre, et plusieurs bains de siége (dégourdis) par jour.

Morsures.

Il faut lier en plusieurs endroits la partie atteinte (*en haut et en bas*) pour localiser le virus, appliquer sans cesse des bandages et laver, matin et soir, le corps à l'eau froide. Le virus ne tardera pas à suinter par les pores. Les bandages feront l'office d'une pompe aspirante.

(1) Entièrement *mouillés*, sans être tordus.

CURE SPÉCIALE.

Dans quelques cas, par exemple de grosse fièvre et de forte chaleur, on s'enveloppe tout le corps d'un drap mouillé, et l'on se tient debout près de la fenêtre ouverte, en laissant portes et fenêtres ouvertes, pour établir un grand courant d'air (en cas de faiblesse, on s'assoira sur une chaise); on fera de temps en temps jeter de l'eau froide sur ce même drap pour le maintenir toujours frais et humide, puis, après un quart d'heure, on prendra, *selon le cas,* soit un grand bain, soit un frottement avec un drap mouillé (abreibung), soit un bain de siége, dans lequel on s'assoira en conservant ce drap mouillé autour du corps. Une personne sera occupée à verser sans cesse de l'eau (prise dans le baquet) sur ce drap, pour le maintenir toujours frais. *Ceci est un point capital.* Cette cure est d'une efficacité inouïe. J'ai eu l'occasion, depuis ma sortie de Græfenberg, d'en faire deux fois usage, et je m'en suis admirablement trouvé.

L'EMPLOI DE LA GLACE EST DANGEREUX.

Priessnitz rejette l'emploi de la glace et soutient avec raison que la glace, appliquée sur la tête, peut occasionner les plus grands désordres dans l'intelligence. « La glace est un corps mort, avait-il l'habitude de dire, tandis que l'eau fraîche est pleine d'un esprit vivifiant. » J'appelle l'attention des hommes de bonne foi sur cette opinion d'un génie créateur, et je serai heureux si je puis contribuer à faire cesser l'usage d'un agent si généralement employé dans les hôpitaux.

CHOLÉRA

Quel démenti donné à la science des médecins, des académies! Les uns préconisent la glace, les autres l'alcool brûlant. Ceux-ci recommandent le thé, ceux-là l'application du cuivre. D'autres prescrivent un régime alimentaire où le burlesque le dispute à l'erreur et à l'ignorance. Ils ne connaissent pas la cause du mal et ils veulent le guérir! Selon les uns, la maladie est contagieuse, ils le démontrent; selon les autres, elle ne l'est pas, ils le prouvent également. Hippocrate dit oui, Gallien dit non, et en attendant, les malades succombent par milliers partout où le mal s'introduit.

Priessnitz a démontré, a prouvé que dans ce cas comme dans les autres, l'hydropathie était le meilleur, sinon l'unique remède, et cependant, de parti pris, les médecins se refusent à employer l'hydropathie contre le choléra! De l'eau froide pour guérir du choléra! ai-je souvent entendu dire. Eh oui! messieurs les savants, de l'eau froide! Non-seulement Priessnitz a guéri, mais tous ceux qui appliqueront ce mode de traitement convenablement, selon les indications de Priessnitz, auront les mêmes succès. J'ai guéri de cette manière trois personnes, moi compris. Du reste, je dois le dire, toutes les personnes à qui j'ai eu l'occasion de parler de cette guérison, ont *douté;* les plus polies ont souri. De jeunes étudiants en médecine de Vienne ont fait plus qu'en douter : *ils ont voulu me démontrer que cela était impossible.* Pourquoi? leur demandai-je. — *Parce que* leur professeur leur avait dit que le choléra ne pouvait pas se guérir par l'eau froide. — Mais c'est moi qui ai appliqué ce traitement, leur disais-je. — Alors ce n'était pas le choléra asiatique, répondaient-ils. — Qu'en savez-vous? — Notre professeur a dit : *dixit magister.* — Très-bien; si nous eussions appelé un médecin et que nous eussions succombé, c'eût été à coup sûr le choléra asiatique, *le vrai choléra,* mais nous avions commis l'inconvenance de nous passer de médecins et nous nous étions guéri par l'eau froide, donc ce n'était pas le choléra. O moutons de Panurge! vous moutonnerez jusqu'à la consommation des siècles!

Il faut beaucoup de force de caractère à celui qui soigne un cholérique. Le malade est toujours dans un état de profond abattement. Il se croit d'abord perdu sans retour. Ce n'est que lorsque l'amour de la vie se réveille chez lui, que le danger du mal, sa gravité diminuent. Il ne faut pas perdre de temps. Chaque minute, dès le début de la maladie, vaut des heures! Il y va du succès de la cure.

Mesures de précaution.

Aussitôt que le choléra s'est déclaré dans l'endroit que l'on habite, on portera la ceinture mi-mouillée (*tordue*) mi-sèche. Il faut la changer aussitôt qu'elle est sèche, et au moins six fois par jour, notamment après chaque repas et en se couchant. Matin et soir on se lavera tout le corps, afin d'entretenir l'activité de la peau. Le matin on mangera peu et on boira plusieurs verres d'eau fraîche à chaque repas, afin de prévenir la paresse de l'estomac et du bas-ventre. Il faut avoir le plus grand soin de manger et de boire froid. On fera de l'exercice à l'air; on fuira les demeures insalubres, privées d'air; on évitera les excès de tout genre.

Deux espèces de choléra.

Il y a deux sortes de symptômes bien distincts : ou le mal s'attaque de préférence au bas-ventre, ou bien il a son siége dans les membres, avec apparition de fortes crampes, roideur, paralysie. De là dérivent deux médications différentes.

Première espèce. — Vomissements et Dévoiement.

Dans le premier cas, toujours suivi de vomissements et de diarrhée, on enveloppe le malade (sans trop le serrer) d'un drap entièrement mouillé (leintuch) de toile grossière, et on le frotte debout, la fenêtre ouverte, du col aux pieds, sur toutes les parties du corps, avec la main à plat, jusqu'à ce que le drap soit devenu tiède. Si le malade est trop faible pour rester debout, on l'étend sur une couverture de laine, et on le frotte comme il est dit précédemment, en ayant soin de jeter de l'eau froide sur les parties du drap qui se sont les premières échauffées par suite du frottement, et on frotte spécialement les parties du corps restées froides. Le but de ces manipulations est d'amener une chaleur uniforme à la périphérie du corps. Si les pieds sont rétractés par suite des crampes, on s'attachera à les frotter avec le drap mouillé, jusqu'à ce qu'ils soient devenus chauds.

Si les douleurs du bas-ventre ne sont pas trop aiguës, on répétera la précédente friction avec le drap mouillé. Au contraire, si les douleurs sont tellement violentes que le malade se contourne, se torde, on lui administrera dès le premier frottement avec le drap mouillé, un lavement d'eau froide, puis on le fera asseoir dans un bain de siége dégourdi (10 à 12° C.), l'eau ayant vingt-six centimètres de hauteur. On placera sur le corps du malade, depuis le col jusqu'aux pieds, un drap mouillé qui reposera sur le ventre et les pieds, et avec lequel on frottera vivement ces parties, en promenant la main à plat sur le drap étendu. On fera boire au malade un très-grand nombre de verres d'eau froide et pure (il n'est pas question de l'eau-égouts de Paris), afin de provoquer le vomissement. Dès que l'eau du bain de siége sera montée à 13° C. et qu'elle sera contaminée, on fera lever le malade que l'on enveloppera d'un drap mouillé et que l'on fera ainsi asseoir près de la fenêtre ouverte. On renouvellera l'eau du bain de siége et le malade s'y placera de nouveau dans les mêmes conditions que précédemment (un peu moins de 11° C. et l'eau ayant vingt-huit centimètres de hauteur, le malade buvant beaucoup d'eau froide). On fera lever le malade aussitôt que le vomissement et la diarrhée auront cessé, ce qui, excepté les cas de rechute, a lieu après une demi-heure de traitement. Ainsi donc, dès que le vomissement et la diarrhée ont cessé, que les crampes ont disparu, que le malade est devenu calme, on le retire du bain de siége, on l'essuie, on lui met la ceinture (leibbinde), et on le couche, en ayant soin de ne pas trop le couvrir.

Ordinairement un sommeil réparateur succède à cette cure. A son réveil, le malade prend un bain dégourdi de 12° C. pendant quatre minutes. Au cas où l'on n'aurait pas de baignoire, on le frictionnerait (abreibung) avec le drap mouillé à cette température de 12° C., puis on lui ferait prendre le bain d'air (luftbad). A cet effet, le malade se place devant la fenêtre ouverte, un drap sec jeté sur son corps par-dessus la tête, et de ses deux bras allongés il agite ce drap jusqu'à parfait assèchement de son corps.

Deuxième espèce.

Dans le deuxième cas (crampes), le malade sera frictionné plusieurs fois de suite avec un nouveau drap mouillé (abreibung), lors même que le mal serait très-avancé. Après chaque frottement avec le drap mouillé, on étendra le malade sur la couverture de laine et on le frottera avec un drap sec pendant six à huit minutes. Dès que les crampes auront disparu ainsi que la pâleur du visage, on aura recours aux lavements d'eau froide, bains de siége, etc., comme ci-dessus.

Règle générale.— En toute saison, tout traitement à l'eau froide doit se faire dans une chambre sans feu, les fenêtres ouvertes.

Le convalescent portera plusieurs jours de suite la ceinture (leibbinde), mangera et boira froid, s'abstiendra de l'usage de la viande, fera chaque jour trois grandes ablutions sur tout le corps avec de l'eau dégourdie à 13 ou 14° C. S'il restait un peu de diarrhée, par suite de la paresse du bas-ventre, il faudrait mélanger ces ablutions de la manière qui suit :

Faire un lavage dégourdi, puis un lavage entièrement froid, suivi d'un lavage dégourdi, pour finir par un lavage entièrement froid.

Si l'on peut disposer de deux baignoires, l'une contenant l'eau dégourdie, l'autre l'eau froide, on passera successivement du bain dégourdi au bain froid, en commençant par l'eau dégourdie et en finissant par l'eau froide. On aura soin de se faire frotter tout le corps, pendant que l'on restera assis dans le bain dégourdi.

Quiconque traitera un cholérique de cette manière n'a pas *le moindre danger à courir* (1). La maladie ainsi traitée n'est pas dangereuse, et dans le plus grand nombre de cas, une heure suffit pour guérir le malade !

(1) Il y a beaucoup de personnes qui pensent que la maladie *est contagieuse ;* c'est à elles que s'adresse l'observation.

FIÈVRE TYPHOÏDE. — TYPHUS

— 4e OBSERVATION. —

A la fin de février 1856, me trouvant en contact avec des personnes ayant la fièvre typhoïde, je fus atteint du même mal. Un engourdissement général, une torpeur, une anxiété, suivis bientôt de congestion cérébrale, me convainquirent de la gravité du mal.

Je me hâtai de le combattre, et quoique pendant trois jours et trois nuits (quelles nuits affreuses ! !) je fusse très-souffrant, je ne doutai pas un seul instant du succès de la cure (1). Des frottements avec le drap mouillé, des bains de siége d'une heure, des bains de pieds, des ablutions de tout le corps à l'eau froide (le ventre, la poitrine, la tête couverts de bandages fréquemment renouvelés), suffirent pour me guérir complétement dans l'espace d'une semaine.

L'eau dans laquelle on lavait ces bandages devenait savonneuse, écumeuse. La chaleur qui s'échappait de ma poitrine, du bas-ventre, de la tête, ressemblait à ce souffle pestilentiel que l'on subit, dans les jours de tempête, sur les côtes d'Afrique.

(1) Un docteur allemand, J. L. Reuss, d'Aschæffenburg, a, pendant les guerres de 1818, traité par l'eau froide environ cinq mille malades du typhus, avec un tel succès, qu'il n'en perdit pas un seul.

Une fois de plus, je sentis combien la médecine des médecins était opposée à la nature, et je compris de nouveau la raison du nombre effroyable de pauvres victimes moissonnées par le typhus, je me trompe, assassinées par l'ignorance des médecins de tous les pays!

Je suis bien convaincu que si j'eusse eu à ma disposition toutes les ressources qu'offre l'hydropathie, notamment le grand bain et l'emploi de l'enveloppement dans les draps mouillés, je me fusse guéri dans deux fois vingt-quatre heures. En prenant de suite vingt, trente, quarante draps mouillés, j'aurais probablement (selon l'expression énergique de Priessnitz), *tué immédiatement la fièvre*, tandis que, borné aux procédés précités, j'eus besoin d'une semaine entière ; et cependant, le dirai-je? j'éprouvais un certain plaisir artistique à suivre les progrès *lents mais évidents* de cette cure *modeste*, qui suffisait à combattre et à terrasser un adversaire aussi redoutable que la fièvre typhoïde.

En réunissant mes observations personnelles à l'occasion de ce qui s'est passé pendant ces diverses maladies que je traitai avec un succès complet, aux observations de Priessnitz faites sur une masse de quarante mille malades accourus de toutes les contrées du globe, souffrant de toutes les infirmités qui affligent notre pauvre humanité, aggravées par l'ignorance des docteurs et rendues incurables par l'emploi de tant de poisons élaborés, je suis amené à conclure, comme Priessnitz lui-même, que, sauf quelques exceptions qui confirment la règle, toutes les maladies des animaux (bipèdes et quadrupèdes) proviennent de la *présence de mauvaises étoffes dans le corps*. Il est facile de concevoir que sous l'influence de causes extérieures (changement de saison (1), de climat, modifica-

(1) La nature ensevelie sous la glace, la neige, se réveille, se ranime. La végétation, la séve, la circulation, la chaleur, la vie, le mouvement succèdent à l'engourdissement général, à la mort. L'homme peut-il échapper à cette loi générale? Aussi est-ce au printemps ou à l'automne, ce deuxième printemps, que l'on voit

tion dans l'oxygénation de l'atmosphère, ainsi que dans les propriétés de l'eau, changement d'habitudes, de nourriture, passage d'exercices passifs à des exercices actifs ou passifs-actifs, etc., etc.), ces mauvaises étoffes prennent une nouvelle direction, ou cherchent même à se frayer un passage. Ainsi peuvent s'expliquer ces crampes violentes (choléra), ces foyers de chaleur (typhus), ces éruptions violentes (rougeole, petite vérole), comme étant le résultat de la lutte de l'organisme surexcité par les causes extérieures précitées, et *faisant effort* pour réagir contre le mal; et tandis que l'hydropathie, *convenablement employée,* vient aider l'organisme dans sa lutte contre le mal, le médecin, avec ses poisons, ses minéraux, ses drogues, vient au secours du mal, et en paralysant les efforts de l'organisme, décide sa défaite.

Vous qui, par devoir, veillez sur la santé publique, instruisez-vous!

surgir épidémies, typhus, choléra, fièvres nerveuses, rhumatismales, goutteuses, étourdissements, maux de dents, d'oreilles, d'yeux, etc. Que signifie cette tourmente générale, si ce n'est le travail de la nature? Heureux du jour, vous avez violé les lois de la sobriété, vous avez échauffé votre sang; hommes sédentaires, vous avez épaissi votre sang, ralenti la circulation, obstrué les couloirs de l'économie; hommes de peine, vous avez, par une nourriture insuffisante, malsaine peut-être, appauvri les sources de la vie. Ces causes, et d'autres encore, telles que transmission par hérédité de principes maladifs, affaiblissement de l'organisme par des maladies précédentes mal guéries, le plus souvent répercutées par l'allopathie ou par l'absorption de poisons médicinaux, suffisent pour expliquer la présence de *mauvaises étoffes* introduites dans l'économie.

Sous l'influence du printemps et de la rénovation générale, ces mauvaises étoffes se réveillent et se mêlent au torrent de la circulation; elles veulent aussi percer l'enveloppe qui les tient emprisonnées. De là une lutte entre l'organisme et ces mauvaises étoffes.

Deux cas peuvent se présenter :

Ou l'individu est jeune, robuste, et le malade abandonné à ses propres forces guérira sans le secours de moyens étrangers;

Ou l'individu est faible, valétudinaire : livrez-le à la médecine, dix contre un qu'il succombera; traitez-le par l'hydropathie (*le véritable système de Priessnitz*), dix contre un qu'il guérira.

BRULURE

— 5ᵉ OBSERVATION. —

L'explosion d'un vase contenant de la poudre blesse quatre personnes, dont une légèrement, une autre assez grièvement, une troisième un peu plus grièvement, et enfin la quatrième horriblement et dangereusement au visage, à la tête, aux mains. C'était hideux et effrayant à voir. Je me trouvais sur les lieux (mai 1856). Deux des blessés s'adressèrent au docteur du cru; je me chargeai du soin des deux autres. Le docteur prit le moins blessé, et celui qui, par la gravité de sa blessure, pouvait être classé le deuxième. A mes deux blessés je donnerai donc les nᵒˢ 1 et 3. Je me contenterai de raconter le traitement du premier; du reste, ils guérirent en même temps.

Mon premier soin fut, à quelque distance du théâtre de cet accident, de plonger la tête et les mains du blessé dans l'auge d'une fontaine placée providentiellement en cet endroit. Conduit à sa demeure, je l'enveloppai d'un grand drap tout mouillé et le fis asseoir dans un bain de siége froid, où, pendant vingt minutes, je ne cessai pas de mouiller, avec l'eau du baquet, le drap qui s'échauffait, *qui brûlait*. Il me semblait éteindre une fournaise. Bientôt cette super-chaleur du corps tomba et fut suivie d'un tremblement général. La réaction avait lieu. J'avais aussi, dès le commencement, entouré la tête et le visage de bandages mouillés. Je le laissai encore quelques minutes dans le bain (en tout trente minutes) et je le fis lever, je l'asséchai avec un bain d'air (on jette sur le malade un drap sec, que l'on agite, en face de la fenêtre *entr'ouverte*, jusqu'à ce que tout le corps soit séché). J'enveloppai le ventre, les mains, les bras, la tête, le visage (ne laissant que les narines et la bouche libres) de bandages mouillés, et je le fis marcher une heure dans sa chambre, les fenêtres ouvertes, jusqu'à ce qu'il se fût réchauffé. Pendant cette heure, il but plusieurs verres d'eau fraîche ; je prescrivis la cure suivante :

Le matin, à cinq heures, frottement avec le drap tout mouillé, bain d'air (avec le drap sec), bain de siége (vingt minutes) ; s'essuyer, entourer de bandages mi-mouillés mi-secs les parties précédemment énoncées. Plusieurs verres d'eau à boire pendant une promenade d'une heure.

A dix heures et demie, frottement avec le drap mouillé, bain de pieds (l'eau ne dépasse pas la cheville), dix minutes ; bandages, eau à boire, promenade.

A midi, dîner (lait caillé, pain bis, eau fraîche, pruneaux, farinages).

A cinq heures, répéter la cure du matin ; nuit et jour, renouveler très-fréquemment les bandages, aussitôt qu'ils sont échauffés.

J'allai le visiter le lendemain à cinq heures du matin, et je trouvai toute la famille en transes, — le pauvre blessé était aveugle. — J'examinai, et je m'empressai de les rassurer en leur disant que j'étais convaincu que la journée ne se passerait pas sans qu'il revît la lumière, le soleil. Malgré mes pressantes recommandations, on avait, de peur de troubler son sommeil, négligé de changer ses bandages. Les yeux s'étaient tuméfiés. Outre la cure précitée, je recommandai le fréquent changement des bandages sur les yeux. A six heures du soir, il *vint lui-même* chez moi, m'apprendre qu'il revoyait. Sa joie était immense ! on le comprend. Dès ce moment les progrès de la cure furent merveilleux. J'avais, dès le premier bain, dit que j'espérais le voir reprendre ses travaux dans une dizaine de jours.

A jour et heure fixes, il fauchait ses foins avec cette main si horriblement mutilée, et qu'il eût perdue, peut-être, s'il eût été livré aux soins du docteur de l'endroit! Pas une cicatrice, pas un vestige de cette affreuse brûlure! seulement une peau neuve, plus fraîche, plus vivace et un sang purifié (il avait perdu beaucoup de mauvaises matières, de couleur verte, à la suite de ses ablutions et de ses bandages mouillés).

La secousse avait été si violente, que tout son organisme en avait été ébranlé, et sous l'influence bienfaisante de l'eau froide et du soleil printanier, il avait subi une rénovation complète ; il fut débarrassé de douleurs aux reins, qui, depuis plusieurs années, le gênaient et le fatiguaient. A quelque chose malheur est bon!

Mais il est temps de parler du n° 2, confié au docteur. Selon l'usage antique et solennel, ce pauvre blessé fut frotté avec un onguent. Il paraît que ses douleurs furent atroces à la suite de cette friction. De plus, il fut condamné à introduire continuellement dans les parties brûlées, de la charpie avec du camphre et du sucre. Le malade ne cessait de se plaindre de douleurs violentes. Malgré le sucre et le camphre, il finit, cependant, par guérir. Mais les cicatrices persistèrent, et pendant un certain temps il se plaignit de *voir trouble ;* et je me disais, en voyant couler l'eau de la fontaine : « Lorsque la maison brûle, on appelle ordinairement le pompier et non pas l'apothicaire. Du sucre et du camphre pour éteindre un incendie! Ombre de Priessnitz, n'en soyez pas offensée!! »

MALADIE DE LA MOELLE ÉPINIÈRE

A aucune époque cette cruelle maladie n'a sévi autant que de nos jours. Une vie irrégulière, les fortes contentions de l'esprit, sont les causes principales de ce désordre dans l'organisme. Comme on le pense, Græfenberg, ce refuge des malades désespérés, en a reçu un grand nombre. J'ai suivi attentivement le traitement de cette grave maladie, et j'ai pu constater les succès merveilleux obtenus par le système de Priessnitz (JE DIS LE SYSTÈME DE PRIESSNITZ). Ici, comme dans tous les cas où le système nerveux est en jeu, il faut procéder avec gradation et une connaissance parfaite de l'hydropathie. Chaque jour la maladie présente des variations qu'il faut *suivre pas à pas*. Le malade est *en équilibre sur un cheveu*. La moindre faute commise par le médecin entraîne les conséquences les plus désastreuses. Affections des reins, de la vessie, perte de la vue, affaiblissement des facultés mentales, la folie même, voilà ce que peut entraîner une médication irrationnelle, telle que l'emploi de la sudation, des douches, etc.

A tout prendre, il vaudrait mieux ne faire aucun traitement, suivre simplement une hygiène bien entendue, que de se livrer à des pratiques hydropathiques d'autant plus dangereuses qu'elles sont moins bien connues.

RÉSUMÉ PRATIQUE

CONSEILS GÉNÉRAUX POUR N'ÊTRE JAMAIS MALADE

Se lever l'été à quatre heures, l'hiver à cinq heures.

Ablution générale à l'eau froide.

Se plonger dans une cuve, ou se laver le corps avec une éponge; l'on peut encore se frotter, ou se faire frotter le corps entier avec un grand drap mouillé.

Bain d'air. — Asséchement.

S'entourer le corps d'un drap sec, et debout, en face d'une fenêtre plus ou moins ouverte (*selon la localité*), se ventiler en agitant ce drap des deux mains, jusqu'à parfait asséchement du corps.

Boire un verre d'eau pure et fraîche.

Exercice à l'air.

On se promène à l'air pur. Le plus pur est l'air de la montagne; ensuite vient l'air des champs, puis, celui des jardins; faute de mieux, on se contente de l'air que l'on respire dans les rues les plus larges de la ville.

Se promener, en cas d'empêchement, dans la chambre, les fenêtres ouvertes, faire quelques exercices de kinésie, de gymnastique, d'escrime, de danse; au pis aller, balayer la chambre, frotter les meubles, etc., etc., jusqu'à ce que la réaction ait lieu (retour de la chaleur à la périphérie du corps).

Si faire se peut, boire plusieurs verres d'eau pure et fraîche.

DIX HEURES, DÉJEUNER

Selon l'activité et les fatigues de la vie.

Un verre de lait froid; pain (le pain bis est le plus sain); deux verres d'eau pure et fraîche.

Fruits : pommes (le meilleur digestif que je connaisse), raisin, fraises, prunes (bon laxatif), etc.

Ou une tasse de chocolat à l'eau (pur cacao, sans vanille, etc.); pain; deux ou trois verres d'eau pure.

Ou quelques œufs à la coque, bouillis, pochés, durs, etc. Pain, eau, fruits.

Ou chocolat à l'eau, œufs, fruits, pain, eau (ce déjeuner est substantiel sans être indigeste).

Selon les exigences de ses occupations, des affaires, ne jamais se mettre à table pour dîner sans avoir fait préalablement *au moins* une heure d'exercice à l'air pur : promenade à pied ou à cheval, gymnastique, escrime, natation, danse, jeu de balle, etc., etc.

Ne jamais avoir dans la pièce que l'on occupe (l'hiver) une chaleur au-dessus de 14° 1/2 C. Donner toutes les heures accès à l'air extérieur, au moins pendant deux minutes.

Autant que possible ne pas écrire assis; il est bien préférable d'écrire *debout*.

Si l'on s'assied de temps en temps, que ce soit sur une chaise de bois, ou de paille, ou de jonc. Jamais sur des coussins, etc. Se méfier des siéges moelleux, ils échauffent.

HYGIÈNE DU SOLDAT, DES LYCÉES

C'est surtout dans l'armée de terre et de mer que l'hydropathie pourrait rendre les plus grands services. Supposez un chef de corps familiarisé avec ce nouveau mode de traitement et qui voulût prescrire quelques habitudes hygiéniques; j'établis *à priori*, comme un fait incontestable, que dans ce régiment, le nombre des indispositions, des maladies et des décès serait infiniment moindre que dans tous les autres régiments placés dans des conditions égales.

Tous les soldats, en se levant, pourraient, par groupes de quatre, se laver tout le corps, et au commandement du chef de la chambrée, les fenêtres ouvertes, faire quelques exercices très-simples de gymnastique, pour se sécher et amener la *réaction*. Quelques baquets d'eau de pompe dans chaque chambrée, dix minutes à peine employées, et le régiment tout entier est assuré pour vingt-quatre heures contre les chances probables de maladie. — Si, par hasard, quelques cas de malaise se présentent, — un frottement avec le drap mouillé (abreibung), un bain de siége, selon l'occurrence, ou un enveloppement dans le drap mouillé, un bain local de tête ou de pieds, l'application des bandages (umschlæge) autour du ventre, de la tête ou ailleurs, suivant les indications, quelques verres d'eau pure à boire, de l'exercice en plein air, et quatre-vingt-dix-neuf fois sur cent, la cause de la maladie aura disparu. Ce qui précède s'applique également aux ouvriers des fabriques, aux écoles, pensions, lycées, etc., etc. Quoi de plus simple que ce mode de traitement ! quoi de plus économique ! C'est peut-être à cause de cela qu'il a moins de chances d'être apprécié, d'être adopté. Si le champagne coulait dans les fontaines des rues, et que l'eau se vendît cinq francs la bouteille, on mépriserait le champagne et l'on ferait grand cas de l'eau !

NOTICE

A l'usage des personnes qui n'ont pas suivi, à Græfenberg, la cure hydropathique selon la méthode de Priessnitz.

La régularité des fonctions de la peau est une des conditions les plus essentielles de la santé.

Les expériences de Sanctorius et de Lavoisier, confirmées par celles plus récentes de M. Séguin, tendent à prouver que nous perdons journellement deux kilogrammes de notre poids par la transpiration insensible. — Cette déperdition est réparée par les aliments et les boissons. Toute altération dans les fonctions de la peau, qu'elle soit *cause* ou *effet*, produit ou décèle un désordre dans l'organisme ; — le premier soin de Priessnitz était de rétablir l'équilibre plus ou moins altéré.

Tel est le but de l'enveloppement dans le drap mouillé.

Enveloppement, Empaquettement, Emmaillottement dans le drap mouillé (LEINTUCH).

On étend sur le lit une couverture de laine, puis, sur celle-ci, un drap de toile, mouillé et fortement tordu. Le malade se place, tout nu, sur ce drap mouillé, dont il est enveloppé ainsi que de la couverture de laine. — La *chambre est sans feu, la fenêtre est ouverte*. (Cette observation s'applique à toutes les opérations du traitement hydropathique.)

Au bout de dix à douze minutes *au plus*, on dégage les pieds du patient, qui chausse ses pantoufles et se rend au grand bain.

Lorsque le malade prend deux enveloppements successifs, il ne doit rester que dix minutes dans le premier drap mouillé, et douze dans le second.

Dans les cas de fièvre chaude, etc., le drap n'est pas tordu, il est posé tout mouillé sur la couverture de laine, et souvent il suffit de quatre à cinq minutes pour échauffer ce drap mouillé. Nous avons déjà vu que Priessnitz, dans certains cas, faisait prendre de suite dix, vingt, trente et quarante draps mouillés.

Grand bain froid, grande vanne, grande cuve (DIE GROSSE WANNE).

Le malade, après s'être mouillé le front, la poitrine, se jette dans cette cuve (1 mètre 30 centimètres de profondeur sur plus ou moins de diamètre), continuellement alimentée par une eau limpide de source. Il y reste de trente à quarante secondes, quelquefois davantage (cela dépend de l'état du malade, de la température de l'eau : 4 à 5 degrés pendant l'été, et 1 degré pendant l'hiver), et met plusieurs fois la tête dans l'eau.

Bain de baignoire froid.

A défaut du grand bain, le malade peut s'asseoir dans une baignoire, où il se fera jeter sur le corps, en commençant par la tête, plusieurs cruches d'eau froide.—Il se frottera et se fera frotter le corps avec l'eau versée dans la baignoire, et après une minute, *plus ou moins*, il sortira de la baignoire.

Friction avec le drap mouillé.

Il y a des cas (gros rhumes de cerveau, etc.) où l'on se

contente, à l'issue de l'enveloppement dans le drap mouillé, de jeter sur le malade, par-dessus la tête, un grand drap entièrement mouillé avec lequel on le frotte, la main ou les mains *à plat* (pour ne pas léser la peau), sur toutes les parties du corps. Quelquefois on recommence ce lavage avec ce drap mouillé de nouveau, par exemple si la chaleur du corps était trop grande, etc., etc.

Bain dégourdi.

Dans les cas où le bain dégourdi remplace le grand bain froid, on procède de la manière suivante :

Le malade, après s'être humecté le front, la poitrine, s'assied dans une baignoire contenant de l'eau dégourdie (12° C.).

Au-dessus de 12° C., le bain rentre dans la catégorie des bains chauds. La méthode Priessnitz n'admet pas le bain chaud.

On arrose le corps du malade avec l'eau de la baignoire, on lui frotte le corps pendant une minute ou deux. — J'ai vu des malades, dans certains cas, rester un quart d'heure dans le bain dégourdi.

Bain dégourdi et bain froid.

Lorsque le bain dégourdi est pris concurremment avec le bain froid, le malade, après s'être fait arroser et frictionner dans le bain dégourdi, se plonge dans le grand bain froid, ou, à défaut de cuve, s'assied une demi-minute dans une deuxième baignoire, pour, après les arrosements effectués sur le corps, la tête, avec de l'eau froide, rentrer de nouveau dans le bain dégourdi. — Il y subit les mêmes manipulations et se jette de nouveau dans la grande cuve froide, ou, à défaut de cuve, passe dans la deuxième baignoire pour y recevoir les affusions d'eau froide, et en sort enfin pour prendre le bain d'air. Il y a des cas où le malade passe trois fois du bain dégourdi dans le bain froid.

Bain d'air (LUFTBAD).

Généralement, tout bain froid ou dégourdi, tout lavage ou frottement avec le drap mouillé (tordu ou non tordu), est suivi du bain d'air.

Le malade, en face de la fenêtre plus ou moins ouverte (*selon les convenances de la localité*), s'enveloppe d'un grand drap sec, et, de ses deux bras, agite vivement ce drap de manière à ventiler successivement chaque partie du corps, jusqu'à parfait assèchement. Le bain d'air provoque non-seulement la réaction (rappel de la chaleur à la périphérie du corps), il imprime encore une vibration à tout l'organisme, fortifie la peau, stimule les viscères, augmente la contractilité musculaire.

Le malade met sa ceinture, boit un verre d'eau fraîche, s'habille promptement (habillement léger), et va, sans cravate, tête nue, se promener dans la forêt et y boire plusieurs verres d'eau fraîche à ces sources admirables de Græfenberg.

Ceinture (LEIBBINDE).

Elle consiste dans une bande de toile mouillée, tordue, faisant deux fois le tour du tronc, et recouverte d'une seconde bande de toile *sèche* fixée par un ruban de fil.

Tous les malades portent cette ceinture, dont ils ne tardent pas à apprécier toute l'importance. C'est une véritable soupape de sûreté destinée à prévenir les congestions, etc. Cette ceinture, dans un temps plus ou moins court, devient une pompe aspirante qui attire une grande partie des *mauvaises étoffes* que l'organisme, réveillé par la cure hydropathique, tend sans cesse à éliminer. On renouvelle communément cette ceinture cinq fois par jour : 1° après la cure du matin ; 2° après celle de onze heures ; 3° après le dîner (à deux heures) ;

4° après la cure de cinq heures; 5° en se couchant. — Quelques malades la changent également après le déjeuner. — Enfin, il y a des époques, pendant le traitement, où l'on est obligé de la renouveler deux, trois, quatre fois par heure. — En principe, il faut la renouveler dès qu'elle est *chaude* ou *séchée*.

Il m'est arrivé un jour, pendant une excursion aux environs de Græfenberg, de renouveler ma ceinture douze fois de suite dans un quart d'heure. — J'étais atteint d'une congestion assez forte, et il suffit de cette simple opération pour rétablir l'équilibre. — On doit lessiver avec soin le premier bandage, chaque fois qu'on le mouille, et il est bon d'en changer deux fois par semaine.

Bandages mouillés, compresses (UMSCHLOEGE).

Outre la ceinture, on emploie fréquemment le bandage mouillé, tordu et recouvert d'un second bandage sec, que l'on applique, selon le cas, sur telle autre partie du corps. — En cas de mal de tête *avec chaleur*, on se contente d'envelopper le front d'un seul bandage mouillé, non tordu, que l'on renouvelle fréquemment.

Friction, frottement avec le drap mouillé (ABREIBUNG).

Un drap mouillé, tordu, est jeté sur le corps du malade, par-dessus la tête, et on frotte vivement, avec les deux mains *à plat*, chaque partie du corps, jusqu'à ce que la chaleur soit uniforme. — Dans quelques cas, la friction a lieu avec le drap entièrement mouillé, *non tordu* (grande chaleur, fièvre chaude, etc., etc.).

Bain de siége froid (SITZBAD).

Règle générale. — Excepté la cure du matin, où le corps conserve la douce chaleur du lit, il faut faire précéder chaque opération d'un exercice à l'air. — A Græfenberg, la promenade, l'action de scier et de fendre du bois (surtout l'hiver), précédaient et accompagnaient chaque cure. — Les dames elles-mêmes sciaient du bois dans leurs chambres, la fenêtre ouverte (1). (C'est un exercice très-salutaire). — On se fait frictionner avec le drap mouillé, *tordu* (en général), et on se sèche avec le bain d'air avant de prendre le bain de siége froid. Nous avons vu dans quel cas on doit le prendre dégourdi.

Dans quelques établissements hydropathiques on fait usage de bains de siége avec *jets ascendants*. — C'est une niaiserie qui peut quelquefois être dangereuse (surtout pour les dames). *La nature n'est pas aussi puérile*, elle procède par voie simple, par unité ; — l'esprit de l'homme civilisé croit perfectionner une force naturelle, en modifiant sa direction, son intensité, son action ; — le plus souvent il se trompe.

Bains froids de pieds, de jambe, de coude, de tête.

Il ne faut prendre aucun de ces bains pendant que le corps est en transpiration. Dans ce cas, on devra d'abord se faire frictionner avec le drap mouillé (*tordu*), et prendre le bain d'air pour se sécher. Ordinairement, à Græfenberg, ces bains locaux se prenaient en sortant de table, sans le moindre inconvénient.

Bain de pieds. — L'eau ne dépasse pas les chevilles. On peut,

(1) Dans le monde civilisé, lorsqu'on a froid, que fait-on? On se chauffe près du feu. Il vaudrait mieux se laver le visage, le cou, avec une serviette mouillée, ouvrir la fenêtre et faire quelques exercices. Je ne me permettrai pas de dire aux petites-maîtresses de la Chaussée-d'Antin : « Sciez de vos mains délicates quelques morceaux de bois, allez faire une heure de promenade à pied, faites-vous conduire en voiture au gymnase de Triat, qui vous rendra robustes, plus gracieuses encore, fortifiera vos nerfs, vous guérira de vos spasmes, de vos vapeurs. » Non, je ne le dirai pas, de peur de m'entendre appeler *sauvage de la Silésie;* mais qu'il me soit du moins permis de recommander un jeu qui devrait se trouver dans tous les salons de Paris : dix minutes d'exercice au volant valent mieux qu'une heure passée près du feu.

si la sensation du froid impressionne trop désagréablement, frotter les pieds l'un contre l'autre.

Bain de jambe. — On se sert d'un vase étroit, disposé à cet effet, dans lequel on introduit la jambe malade.

Bain de coude. — On replie l'avant-bras de manière à baigner le coude que l'on arrose de temps en temps avec l'eau du vase (engelures, chaleur, éruption, etc., à la main). C'est un dérivatif très-puissant.

Bain de tête. — On s'assied près d'une table sur laquelle on place une cuvette destinée au bain de tête.

Quelquefois on pose la cuvette à terre, et l'on s'étend sur un tapis, sur une couverture, etc.

Cette manière est la plus commode lorsqu'on doit prendre un bain de la nuque. On se couche de son long sur le dos, et l'on plonge la partie postérieure de la tête dans la cuvette.

L'exercice, le mouvement, doivent, comme toujours, suivre chacun de ces bains, jusqu'à ce que la réaction ait lieu.

Bain de rosée.

Très-utile dans les anomalies, suppressions des menstrues, les pâles couleurs, mauvaise circulation, congestions à la tête, ophthalmies, suffocations, etc. — On se promène l'été, matin et soir, une demi-heure, pieds nus, sur l'herbe mouillée.

La promenade dans un jardin, pieds nus, est également très-salutaire aux personnes qui souffrent des yeux, etc., etc., qui ont toujours froid aux pieds. — Je m'en suis bien trouvé. — L'homme ne vient pas au monde *botté* et *cravaté*, et puisque la civilisation, en nous éloignant de la nature, nous livre à la maladie, ayons le courage, parfois, de nous rapprocher de la nature pour réparer les torts qu'engendre notre fausse civilisation.

Je dirai également à ces mêmes personnes : « Méfiez-vous

des chaussures dites *imperméables;* elles ne le sont qu'à l'action bienfaisante de l'air, et ne le sont nullement à l'influence homicide de l'humidité. Ne portez pas de bas, plutôt que de conserver des bas humides. Une chaussure humide se séchera par la marche, tandis que des bas humides restent longtemps humides, au détriment de la santé. Les bas de coton, de laine, offrent principalement cet inconvénient. » Et que dirai-je de ces *cache-nez*, inventés à la plus grande gloire des médecins et des apothicaires? Ne craignez-vous pas que cette atmosphère humide et chaude que vous entretenez à plaisir autour du cou n'affaiblisse votre peau, ne la rende impressionnable au moindre zéphyr, et incapable de réagir contre les influences atmosphériques? Alors viendront les rhumes, angines, et cent autres indispositions dont vous vouliez justement vous préserver. Que faire? Baignez-vous à l'eau froide et allez sans crainte, comme sans danger, affronter le contact de l'air. Insensés! n'est-ce pas l'air qui vous fait vivre, qui fortifie votre peau, vos nerfs, vos muscles?

Que l'industriel spécule sur l'ignorance du public, je ne m'en étonne pas, mais qu'une ville tout entière s'y laisse prendre, voilà ce qui prouve un bien bon caractère!

Douche froide.

Il faut se réchauffer par l'exercice, le mouvement, et se reposer cinq minutes pour se calmer, avant de prendre la douche. On se place sous la douche, les mains croisées sur la tête pour briser la colonne d'eau qui arrose tout le corps. On expose successivement chaque partie du corps à l'action de la douche, excepté la poitrine, l'estomac et le ventre. Pour doucher cette dernière partie, on croise au-dessous du ventre les deux mains, dans lesquelles on reçoit la douche qui arrose par rayonnement cette région.

Je répète ici ce que j'ai déjà dit touchant les inventions

des entrepreneurs d'hydropathie : la douche ascendante, circulaire, horizontale, en pluie, etc., est ou inutile, ou dangereuse. Il est difficile d'imaginer quelque chose qui affaiblisse davantage les nerfs. J'ai expérimenté toutes ces modernes inventions, et je n'exprime qu'un désir, c'est que leurs inventeurs soient condamnés à jouir chaque jour de l'aimable plaisir qu'elles procurent. Jamais la peine du talion n'aura été plus équitablement appliquée !

Lavements froids.

Il ne faut jamais prendre un lavement tiède ou chaud.

L'eau chaude affaiblit, débilite, tandis que l'eau froide fortifie, calme, rafraîchit, donne du ton aux parties momentanément échauffées, irritées (colique, diarrhée, etc.), affaiblies, frappées d'atonie (constipation).

Il ne faut pas abuser de ce remède, de peur de ne plus pouvoir s'en passer.

Réaction.

Le corps, mis en contact avec l'eau froide, éprouve d'abord une sensation de froid. Le sang est refoulé vers les organes, vers les centres, qu'il va réveiller, stimuler. Bientôt la force vitale, aidée par la marche, le mouvement, réagit contre cette force centripète, et rappelle la chaleur à la périphérie du corps. Les battements du cœur deviennent plus libres, la circulation nerveuse et sanguine est plus régulière, l'équilibre entre toutes les fonctions devient plus harmonieux, il y a *réaction*.

Nous avons vu que la rupture de cet équilibre produisait le désordre ou la maladie. On conçoit dès lors la facilité merveilleuse avec laquelle Priessnitz guérissait toutes les maladies aiguës. Il lui suffisait de rétablir l'équilibre, l'harmonie momentanément altérés. Il en sera de même toutes les fois que la méthode de Priessnitz sera convenablement employée.

J'ai bien souvent, à Græfenberg, entendu des gens guéris exprimer leur terreur d'être forcés peut-être, en cas de maladie, d'avoir recours de nouveau aux médecins. Priessnitz calmait immédiatement ces terreurs bien légitimes, en leur disant : « Vous ne devez jamais avoir besoin d'appeler un médecin. Menez une vie régulière, ne faites d'excès en aucun genre, au moindre malaise, ayez recours aux pratiques hydropathiques, et vous ne serez jamais malades. »

Je le répète encore une fois, TOUTE MALADIE PRISE AU DÉBUT (A L'ÉTAT AIGU) PEUT ÊTRE GUÉRIE par l'hydropathie en quelques heures, ET SOUVENT, PLUS PROMPTEMENT ENCORE ! !

Y a-t-il beaucoup de médecins assez familiarisés avec cette admirable méthode de Priessnitz pour pouvoir rendre un pareil service à l'humanité ? Hélas ! je ne le crois pas ! ! ! A qui la faute ? Personne n'osera en accuser cet homme de bien, qui fut toujours disposé à répondre aux questions qu'on lui adressait. N'est-ce pas à la bienveillance de Priessnitz que je dois l'inappréciable bonheur de pouvoir conserver ma santé et celle des êtres que j'affectionne ? Et si parfois, sur ma route, je suis assez heureux pour soulager et guérir ceux qui souffrent; si, aujourd'hui, fort de mon expérience, je ne crains pas de dire à tous les médecins allopathes du globe : « VOTRE SCIENCE N'EST QUE MENSONGE ET INANITÉ, » à qui le dois-je, si ce n'est à Priessnitz ?

TRAITEMENT HYDROPATHIQUE DES ANIMAUX

Les bienfaits de l'eau froide ne se bornent pas seulement à l'homme, ils s'appliquent encore avec la même efficacité à la guérison des animaux malades. Je me contenterai de donner quelques idées générales sur le traitement du cheval, que le tact et l'expérience individuelle appliqueront selon les circonstances.

Si la médecine appliquée à l'homme est insuffisante, obscure et souvent dangereuse, combien ne l'est-elle pas davantage, lorsqu'il s'agit d'êtres incapables de préciser le siége de la douleur! Aussi peut-on dire que la pratique vétérinaire est encore plus déraisonnable, plus dangereuse.

Il est aussi injustifiable de saigner un cheval qu'un homme.

Pas plus que l'homme, le cheval n'a trop de sang. Il peut avoir le sang échauffé, corrompu; il y a souvent défaut de circulation, obstruction des couloirs de l'économie, épaississement du sang, congestion, etc., mais il *n'a pas trop de sang*. Dans presque tous ces cas, par des lavages à l'eau froide sur le corps entier, suivis d'un frottement-asséchement complet, et d'un exercice modéré en plein air, avec application des bandages (umschlæge), soit autour du ventre, soit sur telle ou telle partie, il faut s'appliquer à *rappeler la circulation du sang* et à activer les fonctions de la peau. Il faudra plus ou moins diminuer la ration de l'avoine, la supprimer même parfois, et j'affirme qu'à l'exception de *cas très-graves* (où les soins d'une personne expérimentée sont indispensables), ces pratiques simples et faciles à appliquer en tout temps suffiront pour guérir l'animal.

A la suite d'une grande fatigue, il faudra frotter le cheval jusqu'à ce qu'il soit entièrement sec, le laver vivement à l'eau froide, l'essuyer complétement et le mener à la rivière, s'il s'en trouve une dans le voisinage, puis lui faire faire un exercice modéré, le ramener à l'écurie, lui donner une bonne litière et le laisser reposer tranquillement.

En cas de colique, supprimer l'avoine, laver à l'eau froide, frotter, sécher, administrer quelques lavements froids.

En cas de vertige, les mêmes soins peuvent quelquefois réussir.

On emploiera également avec succès, selon l'occurrence, les bains de pieds, de jambes, soit à l'écurie, soit dans une eau courante, soit dans la rivière. C'est à l'intelligence et à l'expérience du propriétaire du cheval à appliquer, à modifier ces conseils.

En résumé, je conseille de laisser agir la nature, plutôt que d'avoir recours à la lancette et à la pharmacopée d'un vétérinaire.

Mirza.

Me trouvant, en 1853, au camp d'Olmuz, l'hôte du baron de Baselli, colonel autrichien des cuirassiers de l'empereur Nicolas, j'eus le bien vif plaisir de me rencontrer avec un de mes anciens élèves, le très-honorable et très-distingué comte de Coudenhove, officier supérieur de uhlans autrichiens. Parmi ses chevaux, j'en distinguai deux, un jeune valaque de sept ans, et une vieille jument de race arabe, de dix-huit ans. A la levée du camp, le comte de Coudenhove, qui m'a témoigné en plusieurs circonstances une amitié si chaleureuse, si bienveillante, m'envoya de Hongrie, où son régiment était cantonné, à Vienne, ces deux chevaux, en les mettant à ma disposition.

Une épidémie se déclara quelque temps après à Vienne, et selon le désir du comte de Coudenhove, je confiai à un vétérinaire homéopathe, Mirza (1), qui venait d'être atteinte de la maladie. Un régiment de uhlans, en garnison à Vienne, perdit en quelques heures cinquante chevaux, que le vétérinaire du régiment avait saignés. Dans l'écurie où se trouvait la vieille Mirza, des dix chevaux qui furent traités homéopathiquement, c'est-à-dire qui échappèrent à la lancette, aucun ne succomba. Ce fait est déjà une preuve éclatante du danger de la saignée. Après six semaines, le vétérinaire homéopathe me déclara que Mirza était guérie, et qu'elle ne demandait que quelques jours de convalescence pour pouvoir être sellée de nouveau. Il m'engagea à la faire promener à la main, etc. A sa première sortie de l'écurie, Mirza rentra boitant légèrement. Le vétérinaire, consulté, examina et déclara qu'il ne voyait aucune cause occasionnelle de boiterie, que ce *n'était rien*.

A sa seconde sortie, Mirza rentra boitant davantage, avec une grosseur au jarret gauche. Le vétérinaire y appliqua un bandage humide et déclara que dans deux jours cet incident aurait disparu. Au bout de ces deux jours, le cheval ne pouvait plus faire un pas dans sa stalle. Le vétérinaire affirma que l'eau *froide était contraire*, et fit faire des frictions avec un onguent, promettant que dans deux jours toute enflure aurait disparu. Ces deux jours écoulés, le cheval ne pouvait plus remuer une jambe. Le vétérinaire reconnut que son onguent ne valait rien et parla de cataplasmes chauds émollients.

En entendant cette hérésie, je l'arrêtai court et lui dis que par condescendance pour les opinions médicales de mon ami, j'avais pu consentir à laisser traiter sa vieille jument par l'homéopathie, mais que je repoussais toute tentative

(1) C'était le nom de la jument.

d'allopathie. Je lui déclarai que j'allais moi-même traiter Mirza, hydropathiquement. Ce brave vétérinaire sourit et pronostiqua l'insuccès de ma cure. Je fis aussitôt entourer le jarret (démesurément enflé) d'un bandage mi-mouillé mi-sec et je prescrivis de le renouveler toutes les dix minutes. Le vétérinaire, qui venait chaque jour visiter les autres chevaux convalescents de l'écurie, ne manquait pas chaque fois d'exprimer l'incrédulité la plus superbe à l'égard de ma pauvre Mirza. Un professeur de l'école vétérinaire de Vienne vint aussi se renseigner sur cet incident. Il avait appris qu'un étranger, un sectateur de Priessnitz, avait là témérité, au mépris des lois du Codex, d'hydropathiser un cheval. Il annonça bien haut que ma cure serait inutile, et me fit proposer de lui envoyer à l'école ma vieille malade. « La cure serait longue, disait-il, mais il espérait que ses soins éclairés, sa science profonde, amèneraient les choses à bonne fin. » Je répondis que je lui conseillais, ainsi qu'à son confrère l'homéopathe, d'aller à l'école, et j'affirmai que dans un temps très-court je remettrais ma malade sur ses quatre jambes ; *inde iræ !* Ces deux messieurs, oubliant leurs dissentiments scolastiques, mirent en commun leur ressentiment et annoncèrent au sieur Ramsdorfer, loueur du manége dans l'écurie duquel se trouvait Mirza, que ma pauvre vieille était menacée de la *morve* et qu'il y avait *danger imminent* pour ses chevaux. Ce brave Ramsdorfer, que depuis deux à trois mois je ne saluais plus, et qui s'était ligué avec tous ses confrères hanovriens, prussiens, autrichiens, pour aider à repousser l'étranger, l'innovateur, le Français, fut enchanté de trouver l'occasion d'exercer une petite vengeance contre le Français, et me fit prier par son piqueur de vouloir bien retirer Mirza. Je répondis : 1° qu'il fallait être béotien ou Ramsdorfer, pour voir dans l'enflure d'un jarret les symptômes de la morve ; 2° que cette jument avait été mise en pension par le comte de Coudenhove, et que le comte seul avait le droit de retirer sa jument ; 3° que je rendais Ramsdorfer personnellement responsable de toute méchanceté qui pourrait être commise contre cette jument, sans préjudice de plaintes à la police. Cette réponse catégorique calma les mauvaises dispositions de Ramsdorfer, et je pus continuer la cure de Mirza. Au bout de cinq semaines, j'eus le bonheur de promener moi-même Mirza dans le manége ; elle était complétement guérie, non-seulement guérie de sa boiterie, mais encore d'une vieille affection d'estomac dont elle souffrait. Depuis un an que cette jument était dans l'écurie du comte de Coudenhove, elle n'avait jamais mangé sa ration complète ; quelquefois elle restait deux ou trois heures pour la manger à moitié. Évidemment il y avait embarras gastrique. Selon la théorie de Priessnitz, l'estomac renfermait de mauvaises étoffes. Sous une influence quelconque (il serait trop long d'expliquer ici les causes), ces mauvaises matières abandonnèrent l'estomac, et selon les lois physiques de la gravitation, descendirent aux extrémités. Ce fut *une véritable crise de l'organisme.* Les bandages dont j'entourai le jarret enflé pompèrent ces mauvaises matières (comme il fut facile de s'en assurer en remarquant la vase qui salissait le séau d'eau dans lequel je faisais tremper ces bandages), et aidèrent ainsi l'organisme à s'en débarrasser. Les lavages que je fis faire contribuèrent au même but, à fortifier le cheval et à donner du ton aux fonctions de la peau. A mesure que les bandages se salissaient, la tumeur disparaissait, et au bout de cinq semaines, l'eau du seau n'était *plus altérée,* la tumeur *avait entièrement disparu,* il n'y avait plus perception *de la moindre inégalité dans la locomotion*, et la *jument dévorait sa ration... pour la première fois depuis des années.* Que le lecteur intelligent et de bonne foi tire la conclusion !

CRITIQUE DE L'OUVRAGE DU DOCTEUR FLEURY

Parmi le nombre d'ouvrages qui ont vu le jour à l'occasion du système de Priessnitz, je n'en connais pas un, pas un seul qui prouve que son auteur ait compris l'hydropathie. Il est aussi difficile à un médecin de comprendre Priessnitz, qu'il l'est, à ce qu'il paraît, à un riche d'entrer dans le royaume des cieux.

A moins d'être un homme supérieur, il est presque impossible à un médecin de faire l'abandon des études de toute sa vie. Son esprit est imbu, pénétré de telle ou telle doctrine médicale. Il plie sous le fardeau des livres qu'il a lus, il est opprimé par son respect pour ses maîtres, et il n'a pas dans son organisation, façonnée selon l'école, la force de réaction nécessaire pour rejeter loin de lui tout ce fatras de préjugés, d'erreurs qu'une longue possession a légitimés à ses yeux.

Ainsi, l'un condamne tout le système de Priessnitz, un autre en accepte une partie, un troisième en fait un mélange avec l'allopathie, un quatrième l'unit à l'homéopathie.

D'autres enfin prêtent à Priessnitz des inexactitudes, des erreurs, pour se donner le plaisir d'une charge à fond sur les moulins à vent que créa leur imagination.

Ainsi, je lis dans l'ouvrage du docteur Fleury, « que Priessnitz veut que l'on mange beaucoup. » C'est inexact. Priessnitz laissait chacun manger à son appétit, et il est facile de concevoir que l'air des montagnes de la Silésie étant un *peu plus pur* que celui de la banlieue de Paris, que l'eau des sources de Græfenberg étant douée de qualités plus salubres que l'eau de la Seine, il était tout naturel que les malades de Græfenberg éprouvassent un appétit plus vif que les Parisiens; si l'on réfléchit que la nourriture se composait de viandes bouillies, sans épices, sans sauces, de légumes, de laitage, de fruits, de pain bis et d'eau pure, on croira aisément qu'avec un tel régime, les écarts de table étaient chose assez difficile.

Il ajoute que les malades, dans les vingt-quatre heures, boivent « en minimum dix, en maximum quarante, en moyenne vingt-cinq verres d'eau par jour. » Ceci n'est pas exact. Voici la vérité. Le minimum était de six à huit, le maximum de seize, la moyenne de dix à douze verres d'eau par jour, y compris les trois repas, et quelle eau!!!

Il n'est pas vrai de dire que Priessnitz considère l'hiver comme la saison la plus favorable; selon Priessnitz, le printemps et l'automne sont les deux époques de l'année les plus propices à la cure d'eau.

Il est également aussi peu exact de dire que Priessnitz continuait « d'appliquer *le traitement dans toute sa rigueur* aux personnes du sexe, *pendant l'époque même de l'écoulement mensuel.* » Est-ce *avec intention* que le docteur prête à Priessnitz cette dangereuse bêtise? — Pendant cette période, les dames *s'abstenaient de toute espèce de cure;* elles portaient uniquement leur ceinture (leibbinde), et c'est un grand auxiliaire du flux sanguin.

Le même docteur rapporte qu'un M. Lubansky reproche à Priessnitz « de méconnaître les modifications que doit subir toute espèce de traitement, sous l'influence de l'âge, du sexe, des habitudes, de l'affection du malade, et de prescrire un régime qui est en opposition directe avec les principes d'une bonne hygiène!!! » — Voyez-vous cela! Je ne connais pas ce monsieur, mais je gage qu'il appartient à quelque académie de médecine ou de pharmacie de son endroit. Heureux M. Lubansky!

Je reviens à M. Fleury.

« A Græfenberg (dit M. Schedel), le traitement est *livré au hasard;* la méthode se trouvant, pour ainsi dire, entre les mains des malades eux-mêmes, ils sont d'autant plus tentés d'en abuser qu'ils entendent toujours répéter que la condition *sine quâ non* de tout bon traitement hydraulique est l'expulsion des matières peccantes. Dès lors, ils ne rêvent que procédés violents, et les exagèrent à plaisir. A *Bellevue*, où ces doctrines n'ont point cours, où la direction médicale se *fait toujours sentir* (*sic!!*), j'ai vu des malades abuser de la confiance qu'on leur accordait. » Je ferai à ces docteurs *ejusdem farinæ* une simple question. Des quarante mille malades qui sont venus à Græfenberg demander à Priessnitz, cet homme de génie, la cessation de leurs souffrances, le retour à la santé, en est-il un seul qui n'ait essayé auparavant des médecins et des médecines de tous les pays, et n'est-ce pas seulement alors qu'ils étaient épuisés par l'ignorance homicide de leurs docteurs, dans un état presque toujours désespéré, qu'ils se sont résignés à venir s'adresser au campagnard de la Silésie? Puisque ces messieurs crient par-dessus les toits que le traitement *était livré au hasard*, et *que la méthode se trouvait entre les mains des malades*, ne faut-il pas conclure, pour être logique, que *le hasard seul guérissait* des malades que les premiers médecins de l'Europe n'avaient pu *seulement soulager*, à moins qu'on n'admette que des malades qui se guérissent eux-mêmes aient plus de bon sens, d'esprit et de science que ces mêmes docteurs? Est-ce là l'opinion du docteur Fleury? Dans les deux cas, le compliment est peu flatteur pour les médecins, et il ne reste plus qu'à demander l'élimination des médecins et la fermeture de toutes ces officines où s'élabore le poison. Je souscris avec empressement à cette proposition et je signe des deux mains. Pauvres docteurs ! l'envie les aveugle. Ils veulent être méchants et ils ne réussissent qu'à se rendre ridicules !

Le docteur Fleury ajoute : « C'est à l'exagération apportée dans l'emploi de l'enveloppement humide, des compresses, des frictions, que j'attribue les éruptions cutanées, les furoncles, les abcès qui se montrent si souvent chez les malades soumis à l'hydrothérapie, et qui pour moi sont, *neuf cent quatre-vingt-dix-neuf fois sur mille*, non des *phénomènes critiques* (1), mais des accidents, des complications résultant d'une irritation mécanique de la peau. » Et cependant vous reconnaissez que *tous les docteurs hydropathes* ont adopté l'opinion de Priessnitz.

Très-bien, monsieur le docteur de Bellevue. Seul, vous vous inscrivez en faux contre l'opinion de Priessnitz, adoptée *par tous les hydropathes*. Que serait la tempérance sans la débauche ? la raison sans l'imbécillité ? le génie sans le crétinisme ? Priessnitz sentait que tous les médecins étaient des envieux, des calom-

(1). Le docteur Huguet raconte une conversation qui eut lieu entre une personne malade (dans l'état de lucidité magnétique) et lui. L'explication si simple des *crises*, de *leur effet*, donnée par la malade, est une nouvelle corroboration de la théorie de Priessnitz.

LE DOCTEUR. Je m'attendais à voir des crises se produire à la tête.

LA MALADE. Vous savez que je suis malade depuis longtemps. Je suis affaiblie par les souffrances ; mes digestions ne sont jamais bonnes, depuis quelque temps je n'ai plus d'appétit. Mon sang est très-faible, mes nerfs n'ont pas de force ; pour me guérir, il faut que mon sang devienne riche, que mes nerfs se fortifient ; je ne puis prendre des forces qu'en mangeant avec appétit et en digérant bien. Quand mon sang et mes nerfs seront assez forts, J'AURAI DES CRISES DANS LA TÊTE. J'EN AURAI DE BIEN FORTES, JE SOUFFRIRAI BEAUCOUP, MAIS CELA ME GUÉRIRA.

LE DOCTEUR. *La logique de cette réponse me parût irréprochable* (qu'en pense le docteur Fleury ?), mais j'avais besoin que *le fait* vînt la confirmer pour fortifier ma croyance et assurer ma conviction. Il en fut selon mes désirs. TOUT SE CONFIRMA DE POINT EN POINT. Un jour que je lui demandais si je ne devais rien faire pour modifier ces crises : — Gardez-vous bien, me dit-elle, d'essayer rien contre ces crises ; SI VOUS PARVENIEZ A LES ARRÊTER, VOUS ME LAISSERIEZ ÉPILEPTIQUE. CES CRISES AUGMENTERONT D'AUTANT QUE J'APPROCHERAI DAVANTAGE DE MA GUÉRISON.

Quand le temps est à l'orage, que l'air est étouffant, et que les poitrines, oppressées par une atmosphère saturée d'électricité, sollicitent une pluie bienfaisante, assistez-vous à autre chose qu'à une *crise* de la nature ?

niateurs ; aussi avait-il pour la gent médicale le mépris le plus profond. — Oh ! quel homme de sens était Priessnitz ! !

Le docteur Fleury affirme les propositions suivantes :

1° « Il est toujours possible de faire naître sur un individu quelconque, sain ou malade, et sur une partie déterminée de son corps, une éruption cutanée, des furoncles, des abcès. » Allez à l'école, brave docteur, le moindre garçon de bain à Græfenberg en sait plus que vous en hydropathie.

2° « Il n'est pas possible d'établir aucun rapport entre la forme de l'éruption et la nature de la maladie. » Qu'en savez-vous, monsieur le docteur ?

La nature n'a-t-elle aucun secret pour vous ?

Et que vous importe de quelle manière la maladie disparaît, pourvu que le malade guérisse ? Je vous affirme que pendant mes quatre ans de séjour à Græfenberg, je n'ai pas vu un malade sur mille guérir sans l'apparition d'une crise quelconque.

3° « Lorsqu'une éruption se développe sans avoir été spécialement provoquée, il arrive de deux choses l'une : ou bien les applications d'eau froide ayant été générales et uniformes, l'éruption se montre sur une partie quelconque variable, nullement en rapport avec le siége de la maladie ; ou bien les applications froides ayant porté plus particulièrement sur une partie du corps, c'est toujours sur cette partie que l'éruption se développe. » Je ne comprends pas le premier membre de la phrase. Il me semble qu'il y a contradiction, car s'il n'y a pas eu de provocation spéciale, comment peut-il se faire qu'il y ait éruption variable. Vous avez dit que *l'éruption est toujours le résultat d'une application spéciale sur une partie du corps déterminée.* Puisque dans le cas présent, l'application est générale, l'éruption devrait aussi être générale, car chacune des parties du corps peut être considérée comme une *partie déterminée*, et conséquemment devenir le siége d'une *éruption locale*, et toutes ces parties *locales, déterminées, individuelles, séparées*, étant le siége d'une éruption, il s'ensuit nécessairement que *le corps tout entier* devrait être le siége d'une éruption ; car si quelques parties seulement sont le siége de cette éruption cutanée, sous l'influence d'une *application générale*, il y a contradiction avec la première affirmation.

4° « Les éruptions, furoncles, abcès, ne sont nullement nécessaires à la guérison, et ils peuvent exister sans que celle-ci ait lieu. » A cette double proposition, je réponds : 1° Un accès de fièvre froide ou chaude, continue ou intermittente, suffira pour ramener l'ordre dans une organisation affaiblie. Chez tel malade, une perspiration fétide constituera à elle seule la *crise salutaire;* chez tel autre, une diarrhée, *sui generis,* sera la forme critique dont la nature usera pour réagir ; chez celui-ci, ce sera une expectoration pulmonaire de toutes formes, couleurs, odeurs ; la crise se produira, chez celui-là, sous forme de sels calcaires, de phosphates, qui s'écouleront par les urines ; tel autre aura le flux hémorrhoïdal ; tel autre encore, un immense coryza, etc., etc. Dans ces divers cas, il y a *eu crise,* sans éruption cutanée, furoncle ou abcès. 2° Depuis douze ans que je m'occupe d'hydropathie, j'affirme n'avoir pas vu un seul malade guérir sans l'apparition d'un *état critique.* J'excepte les malades traités anciennement par l'hydrosudopathie (la sueur était l'exutoire habituel des mauvaises étoffes).

5° « Lorsque ces phénomènes exercent une influence manifestement heureuse sur la marche et la terminaison de la maladie, c'est moins à titre de crises rejetant au dehors une matière morbifique, qu'à titre de révulsifs. » Vous avouez donc que ces phénomènes exercent une influence salutaire sur la marche et sur la terminaison de la maladie, mais vous ne voulez pas qu'on les nomme *crises*, et vous préférez les appeler *révulsifs.* Je vous déclare, docteur, qu'il m'est diablement égal qu'on nomme ces phénomènes *crises* ou *révulsifs;* il suffit qu'ils exercent une influence heureuse sur la marche et la terminaison de la maladie; mais, mon Dieu! c'est ce que dit Priessnitz! Il était donc parfaitement inutile, au point de vue de la science, de la vérité et du bon sens, de barbouiller tant de papier pour arriver à dire à la fin tout le contraire de ce que vous affirmiez au commencement.

6° « Enfin, il faut attentivement surveiller la marche de ces phénomènes réputés critiques, et ne jamais leur permettre d'acquérir une vaste étendue et une grande intensité. »

Encore une septième proposition, et, sans aucun doute, vous reconnaissiez ces phénomènes *pour de véritables crises*. Dans le n° 2, vous dites qu'il n'y a aucun rapport entre la forme de l'éruption et la nature de la maladie; dans le n° 5, vous admettez une influence manifestement heureuse sur la marche et la terminaison de la maladie; dans le n° 6, vous parlez de ces phénomènes *réputés critiques*. Je le répète, un numéro de plus, vous supprimiez le mot *réputés*, et vous acceptiez franchement la théorie des crises. Voilà l'inconvénient de venir, comme une hirondelle passagère, percher sur le toit d'un établissement hydropathique.

Si vous étiez venu à Græfenberg, et que vous y fussiez resté le temps nécessaire pour *bien voir*, pour *bien observer*, vous seriez parti emportant des notions beaucoup plus exactes, des idées plus justes sur la nature et les effets du traitement de Priessnitz, et vous n'auriez pas commis involontairement, je veux le croire, l'iniquité de répandre de par le monde frivole une foule de notions erronées, dangereuses. Oh! c'est une belle chose que l'imprimerie! c'est dommage qu'elle colporte pêle-mêle le bien et le mal, le vrai et le faux. Et que l'on s'étonne des préjugés, des erreurs des masses, quand on voit les gens faisant partie des classes éclairées de la société, apporter tant de légèreté dans l'appréciation de ce qu'ils ne connaissent pas et se livrer à une critique passionnée avec cet orgueil magistral!...

Le docteur Baldou avait écrit que « si les éruptions étaient le produit seulement de l'irritation, elles devraient augmenter en proportion de la prolongation de la cure. »

A cela répond le docteur Fleury:

« C'est ce qui arrive constamment sous l'influence de la prolongation, non du traitement général, mais des applications froides faites sur la partie qui est le siége de l'éruption; et si, au moment où celle-ci commence à paraître, on suspend ces applications, on voit presque constamment l'éruption avorter. »

Cette affirmation si tranchée de M. Fleury est fausse, complétement fausse. Il n'est personne, ayant séjourné quelque temps à Græfenberg, qui ne sache que très-souvent des malades forcés de s'absenter ont été obligés de s'arrêter en route, retenus à la chambre par des furoncles, des abcès, des éruptions. Plus d'une fois, Priessnitz a conseillé un petit voyage, et presque toujours cette suspension momentanée de la cure était suivie d'une crise salutaire. Le corps, préparé, entraîné par la cure, trouvait dans ce repos momentané une force en *plus* qui aidait l'organisme à expulser au dehors les *mauvaises étoffes* (causa morbida).

« Les procédés opératoires employés par Priessnitz sont insuffisants et défectueux (*sic ! !*). Il est une foule d'indications spéciales qu'il est impossible de remplir à Græfenberg, où l'on ne peut varier à son gré la forme, la force des applications d'eau froide. Ainsi, on n'y trouve ni douche en pluie, ni bain de poussière, ni bain de siége à eau courante, ni douche mobile, ni douche en colonne de dimension et d'énergie variables à volonté, ni douche ascendante, etc. »

Non, docteur, on ne trouvait pas à Græfenberg, du temps de Priessnitz, tous ces *joujoux*, produits ridicules de l'ineptie, du charlatanisme de plusieurs médecins, entrepreneurs d'hydropathie. Plusieurs de ces procédés sont même dangereux. On peut appliquer à l'hydropathie ce dicton populaire : « C'est un rasoir entre les mains d'un singe. » Hélas ! que de singes en hydropathie !

« L'hydropathie empirique repousse systématiquement toute intervention de la matière médicale; il suffit d'énoncer un pareil fait pour en faire comprendre l'absurdité. J'ai maintes fois associé avec avantage aux procédés hydrauliques les *émissions de sang, les purgatifs, les vomitifs, les spécifiques,* tels que l'iodure de potassium, les amers, les toniques, les ferrugineux. »

Pouah! . . . .

Quoi! vous voulez faire de l'hydropathie, et vous parlez d'émission de sang, de purgatif, de vomitif! Vous êtes hydropathe à la manière du docteur Sangrado.

« Il est des femmes dont l'état général est tellement grave au début du traitement, que la nécessité d'une intervention médicale ne saurait faire l'objet d'un doute. Est-ce une baigneuse que l'on chargera de doucher *le foie, la rate,* un muscle, une articulation profondément altérée par une tumeur blanche, rendue immobile par une ankylose? Or, croit-on qu'il soit possible au médecin, dans un grand établissement, de doucher lui-même certaines malades et de s'abstenir quant à certaines autres?

» Pas une malade, quelque gravement altérée qu'elle fût, ne consentirait à se laisser doucher, si d'autres étaient autorisées à se soustraire à cette obligation. Il est moins pénible pour une femme de recevoir la douche des mains du médecin, que de se soumettre à l'examen du spéculum. Ai-je besoin de dire que la présence d'une baigneuse ou d'une parente, que mille détails impossibles à décrire, et que par-dessus tout l'attitude d'un médecin qui a la conscience de sa dignité et de la gravité de sa mission, donnent à la pudeur toutes les satisfactions nécessaires aux exigences de la maladie et de la curation? »

J'ignore parfaitement qu'elle est l'attitude de M. Fleury, *en douchant ses dames à la rate, au foie*, etc., etc.; je ne doute pas qu'il ne soit homme à satisfaire à toutes les exigences de la maladie de ses dames et demoiselles. *Je me permettrai seulement de lui dire que Priessnitz, observateur rigoureux des convenances, n'a jamais examiné une femme qu'au bras et au cou, près de l'oreille. Cette seule inspection de la peau lui disait la nature du mal, le remède à y apporter. Je déplore amèrement que le docteur Fleury se fasse une habitude de violer aussi scandaleusement les lois de la pudeur, e le déplore pour l'honneur du corps médical, je le déplore surtout dans l'intérêt des dames et des demoiselles condamnées à subir les excentricités du docteur Fleury.*

Il appartient à l'Administration de faire cesser un pareil scandale!!

RÉFLEXIONS

Quelles étranges réflexions suggère l'état actuel de la société ! Des races dégénérées qui s'étiolent par une progression continue, punies pour s'être écartées des lois de la nature.

Plaisirs, habitudes sociales, vêtements, éducation des deux sexes, mœurs, coutumes, tout est contraire à la nature, à l'hygiène, au goût, à la vérité !

Ils s'entassent dans des halles sales, puantes, incommodes, condamnés à respirer un air malsain, corrompu par les miasmes délétères de quinze cents digestions laborieuses; ils rentrent se coucher, fatigués, brisés par la migraine, et ils appellent cela... jouir des plaisirs du spectacle ! Ils se heurtent, se condensent, s'emboîtent, s'étouffent dans des salons où le contenu est plus grand que le contenant; ils sortent baignés de sueur, se livrer aux rhumes, rhumatismes, fluxions de poitrine : ils ont été dans le monde !

Assis des heures entières autour d'une table surchargée de mets, ils se gorgent, sans faim, de viandes, de liqueurs; ils absorbent en un seul repas de quoi rassasier un honnête artisan toute une semaine; ils vont achever de troubler, sous les préoccupations du whist et les émotions du lansquenet, le travail de la digestion, et ils s'étonnent d'être myopes à vingt ans, podagres à trente, paralytiques à quarante, et de véritables crétins à cinquante !

Ils prônent l'amélioration des masses par la femme, par la mère de famille, et ils donnent à nos femmes, à nos filles, à nos sœurs, une éducation propre à en faire des courtisanes, des dames au camélia, des lionnes !

Livrés à l'amour effréné de l'or (*auri sacra fames*), aux excitations périlleuses d'un luxe sans limites, ils ne s'aperçoivent pas que chaque pas qui les éloigne de la simplicité, de la modération, de la vérité, de la NATURE, les livre sans défense à la maladie, à la douleur, au débordement des mauvaises passions d'un paupérisme surexcité et à toutes les chances prévues d'un effroyable cataclysme ! Que Dieu les guérisse de leur aveuglement !...

Les hommes ont inventé mille dénominations pour désigner les causes des désordres de l'organisme. La cause est *une :* la rupture de l'équilibre ; le remède est *un :* le rétablissement de cet équilibre.

Les conseils donnés dans cette brochure suffisent à tout praticien familiarisé avec la pratique de l'hydropathie (enseignée par Priessnitz) pour guérir *tous les cas possibles de maladie.* S'ils échouent, c'est la faute de leur inexpérience, et non de la méthode de Priessnitz.

La nature tend sans cesse à la conservation des êtres créés, jusqu'au moment où se produira une nouvelle évolution. La mort, c'est la vie sous une autre forme plus subtilisée, et cependant tous nos efforts doivent tendre à ne pas hâter ce moment.

Chaque excès que nous commettons, chaque faute que nous perpétrons, abrége le chemin. Celui qui suivra de plus près les lois de la nature, qui s'en éloignera le moins possible, pour ne pas tomber dans les *effets des effets des effets des effets d'une fausse civilisation;* celui qui vivra le plus longtemps sain de corps et d'esprit, sera le plus intelligent, le plus heureux!! Si l'on voulait appliquer le système des séries (1) pour désigner la progression croissante que l'homme a suivie en s'éloignant de plus en plus des voies de la nature, abandonnant la cause pour tomber dans les effets, je dirais que l'homme civilisé de nos jours est plongé dans LE HUITIÈME EFFET!!

(1) Cette idée philosophique est tirée d'un manuscrit de M. Baucher, intitulé : *la Cause et les Effets.*

OBSERVATIONS SUR LE MAGNÉTISME

J'assistai pour la première fois, il y a vingt ans, à une séance de magnétisme. Je souris à tout ce que je vis, et je me retirai murmurant les mots de *charlatanisme*, de *fourberie*. Quelque temps après, je reçus la visite d'un docteur ès sciences physiques, mathématiques, qui me dit avoir vu des expériences de magnétisme tellement surprenantes qu'il était obligé de se rendre à l'évidence. Je lui communiquai les impressions défavorables que les mêmes faits m'avaient inspirées, et malgré son argumentation chaleureuse en faveur du magnétisme, je persistai dans mon incrédulité. « Hé bien ! me dit-il, essayez vous-même.—Comment? sur qui? lui demandai-je. —Sur moi-même, me répondit-il.— Non-seulement je ne crois pas au magnétisme, mais encore, ajoutai-je, j'ignore comment je dois m'y prendre. » Il m'expliqua en quelques mots la manière dont je devais faire les passes, et nous voilà tous les deux, debout, en face l'un de l'autre, mes yeux fixés sur les siens, ma volonté tendue, lui passif, moi actif. Quelques minutes se passent, et il me dit de cesser : « Vous me faites du mal, vous avez une grande force magnétique (*ignota virtus*), mais elle a besoin d'être réglée. » Étonné de ce langage, je cède à ses conseils et je me rends chez M. Ricard pour y suivre ses leçons. Je fus bientôt initié aux mystères de la science; je lus assidument tous les livres que M. Ricard mit à ma disposition, et je me mis à magnétiser tout ce qui me tomba sous la main. Mes amis, mes connaissances, *leurs chiens, leurs chats,* tout me devint des sujets d'expérimentations. — J'en fis de très-belles à Paris, en Belgique, en Allemagne : — des indispositions, dont quelques-unes fort graves, guéries en quelques minutes, — des cas de somnambulisme très-curieux, — des hommes, des femmes, plongés, *à distance*, dans des accès d'*éréthisme* ou de *nymphomanie*, — une foule d'expériences suivies pendant dix ans, me semblaient pouvoir exciter quelque intérêt.

Je racontais dernièrement quelques-uns de ces faits à un de mes amis (docteur en médecine) avec lequel je suis lié depuis trente-deux ans, — et voici le conseil qu'il me donna.

« J'ai fait nécessairement quelques expériences magnétiques ; elles m'ont conduit à admettre certaines influences, mais les faits que tu viens de me citer sont tellement extraordinaires, tellement en dehors des idées généralement admises, que tu cours grand risque de nuire à ton travail sur l'hydropathie en y joignant le récit de tes recherches sur le magnétisme. Ce sont deux espèces différentes. »

Rentré chez moi, je passai une partie de la nuit à réfléchir aux paroles de mon ami, et après avoir balancé *le pour et le contre,* je jetai au feu mon traité du mesmérisme.

Quelques années d'absence de la France m'ayant éloigné du foyer où s'étudie la science mystérieuse, j'ai été frappé, à mon retour, de trouver le désaccord dans l'école.

Les uns disent que le magnétisme est un fluide électro-nerveux que la volonté d'un individu, placé dans certaines conditions, peut rejeter au dehors pour en imprégner son semblable.

Les autres nient que ce soit un fluide émissible.

Les uns recommandent les passes, les autres les rejettent.

Une nouvelle école, enfin, proteste contre ces données scientifiques et affirme que tous les phénomènes du mesmérisme sont produits par la corrélation qui s'établit entre l'état animique de deux ou plusieurs personnes placées *volontairement* dans de certaines conditions modificatrices.

Où est la vérité absolue parmi toutes ces contradictions? Si je réfléchis que j'ai produit les phénomènes les plus intéressants du mesmérisme en magnétisant tantôt *avec les passes*, tantôt *sans l'aide des passes*, souvent en rapport *immédiat*, plus souvent *à distance*, et que la cure la plus énergique que j'aie faite, le phénomène le plus prompt, le plus saisissant que j'aie jamais produit, a eu lieu sans *magnétisation*, sans *passes*, sans *contact*, sans l'*influence du regard*, SEULEMENT A L'AIDE DE LA PRIÈRE, je puis concevoir la cause de cette divergence d'opinions qui divise les magnétiseurs.

Mais s'il est démontré que les moyens opposés ont conduit au même but (en obéissant toujours à de certaines conditions morales, animiques), pourquoi ne chercherait-on pas, de bonne foi, sans amour-propre, sans idées préconçues, à réunir dans une synthèse simple et forte la loi générale constitutive du mesmérisme?

Les disciples de la science qui se nomme science de l'univers, loi d'amour, d'harmonie, ne doivent-ils pas commencer d'abord par se mettre d'accord, et, forts du faisceau de leurs volontés étroitement, harmonieusement unies, opposer à l'incrédulité des corps dits savants, à l'indifférence de la masse, la puissance de la raison, la lumière de la vérité? Qu'ils débarrassent le mesmérisme de toutes ces pratiques équivoques, plus faites pour amuser les oisifs que pour convaincre l'homme avide de s'instruire; qu'ils séparent l'ivraie du bon grain, l'erreur de la vérité, et puissent-ils, dans un langage simple, naturel, montrer que chaque créature a reçu du Créateur la puissance de modifier l'état physique et moral de son semblable; qu'ils expliquent que la sublime doctrine de faire à autrui ce que nous voudrions que l'on nous fît, est plus qu'un devoir moral, qu'elle est une possibilité de tous les instants!!

POST-SCRIPTUM

Cette brochure serait depuis longtemps livrée à la publicité, sans l'indifférence peu intelligente des libraires et imprimeurs de la bonne ville de Vienne. Ces braves Autrichiens refusaient le cadeau que je leur faisais des notes inédites d'un homme de génie, et ne comprenaient pas le motif désintéressé qui me faisait agir. Je n'ai pu trouver à Vienne un libraire ou un imprimeur qui voulût *accepter le don de ce manuscrit!!*

Je fis une excursion à Paris, il y a trois ans, et reçus le même accueil de tous les libraires de la Sorbonne chez qui je me présentai; chez l'un d'eux, le commis, d'un air pénétré, m'adressa cette question: « Qu'est-ce que Priessnitz? *Un paysan, ce n'est pas un homme de science!!* (Sic!) »

— C'est vrai, lui répondis-je humblement; Priessnitz n'avait pas pris ses degrés en Sorbonne. Il n'obéïssait qu'à son instinct, mais *l'instinct supérieur, c'est le génie!!*

Une fiche de consolation pour mon amour-propre national : ce commis était un enfant de la Teutonie.

Quoi qu'il en soit, je livre cet opuscule à toutes les chances de la publicité. Que la critique lui soit indulgente!

NOTE DE LA PAGE 32.

SUR L'EAU BUE A PARIS.

La Seine, l'aqueduc d'Arcueil, le canal de l'Ourcq, le puits de Grenelle, fournissent l'eau que boivent les habitants de Paris.

A quelles conditions l'eau est-elle potable ?

Lorsqu'elle renferme de l'air, de l'acide carbonique, du chlorure de sodium.

Dans quels cas devient-elle *insalubre*, d'un *usage dangereux pour la santé ?*

Lorsqu'elle contient des substances étrangères, telles que le sulfate de chaux, des phosphates, l'azotate de chaux, la potasse, la magnésie, l'iode, l'ammoniaque, l'alumine et des matières organiques.

Une pareille eau est impropre à la cuisson, à la panification, à la boisson, et sous l'influence de la chaleur atmosphérique, produit par la fermentation putride des principes gazeux, lesquels, en pénétrant dans l'économie, engendrent la diarrhée, la dyssenterie et un grand nombre de maladies.

Or, il résulte de plusieurs rapports lus à l'Académie de médecine, que la Seine, corrompue par son mélange avec les eaux limoneuses de la Marne, de la Bièvre, du canal Saint-Martin, infectée par l'énorme quantité d'immondices que lui déversent chaque jour les égouts de la ville, contient en *plus ou moins grande quantité*, SANS EXCEPTION, TOUTES LES SUBSTANCES NUISIBLES A LA SANTÉ DONT IL EST PARLÉ PLUS HAUT.

« N'est-il pas incroyable, s'écrie M. Chatin, le 9 mai 1854, à l'Académie de médecine, que dans une ville qui a la prétention d'être la plus éclairée du monde, et à la tête de laquelle est une municipalité formée d'hommes éminents, on nous force à boire de l'eau de la Seine troublée par la Marne et l'Ourcq qui l'ont chargée de sels calcaires, et CORROMPUE PAR LES ÉGOUTS DE PARIS, QUI LUI PORTENT CHAQUE JOUR UN MILLION D'HECTOLITRES D'URINE, EN COMPAGNIE DE COMPOSÉS SULFUREUX, DE SELS AMMONIACAUX ET DE MATIÈRES ORGANIQUES DE TOUTES SORTES ! IL EST PEU APPÉTISSANT DE PENSER QUE CHAQUE VERRE DE L'EAU QUE NOUS BUVONS RENFERME UNE CERTAINE QUANTITÉ DE CE LIQUIDE QUE JE NE VEUX PAS NOMMER UNE SECONDE FOIS ! »

Le propriétaire d'un haras en Angleterre, voyant presque tous ses chevaux *atteints d'exostoses*, s'avisa de suspendre l'usage de l'eau que buvaient ces animaux. Dès ce moment, toute trace nouvelle de tumeur disparut. Cette eau contenait des sels calcaires.

Tout le monde sait que les filtres domestiques, dans lesquels l'eau traverse des couches de sable ou des plaques poreuses, ne peuvent que la clarifier (en retenant les matières solides tenues en suspension) sans pouvoir décomposer les sels calcaires, les phosphates, les sulfates, les iodures, les sels ammoniacaux, etc., etc., qu'elle contient. Les filtres à charbon, outre l'inconvénient d'enlever à l'eau une portion de son air, finissent, après un certain temps, par ne plus conserver que leur *propriété filtrante*.

M. Chatin avait conseillé de prendre l'eau de la Seine près de Charenton, de la faire conduire à Paris, près le jardin des Plantes, et au moyen de pompes, de la faire distribuer dans tous les quartiers de Paris.

Un Anglais, M. Ward, a proposé un système pour créer *des sources artificielles d'eau pure*. A l'aide du drainage, de la vapeur, de machines hydrauliques, il fournirait d'eau toutes les maisons de la ville, ferait servir les eaux ménagères au balayage des rues, à l'enlèvement des immondices, qu'il conduirait, *sous forme d'engrais*, dans les plaines environnantes.

Ce système, appliqué en partie dans une ferme, *a sextuplé le rendement du foin*. En Écosse, des sables *stérils, jusqu'alors improductifs, ont produit cinq cents francs par an !*

Quoi qu'il en soit, la matière est grave, digne de fixer l'attention du gouvernement, et j'émets le vœu que l'édilité parisienne, si soucieuse des intérêts de la grande cité, réussisse à doter Paris d'une eau salubre et potable !

FIN.

TABLE DES MATIÈRES

FIN DE LA TABLE

Paris. — Imprimerie Dondey Dupré, 46, rue Saint-Louis, au Marais.

POUR PARAITRE PROCHAINEMENT :

MANUEL

DE

KINÉSIE-ESCRIME

OUVRAGE DÉJA PARU :

LE BAUCHÉRISME

Paris. — Typographie de Mme Ve Dondey-Dupré, rue Saint-Louis, 46.

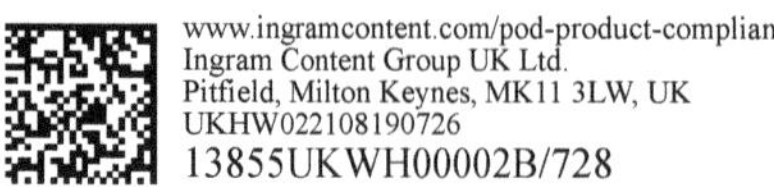
www.ingramcontent.com/pod-product-compliance
Ingram Content Group UK Ltd.
Pitfield, Milton Keynes, MK11 3LW, UK
UKHW022108190726
13855UKWH00002B/728